U0138305

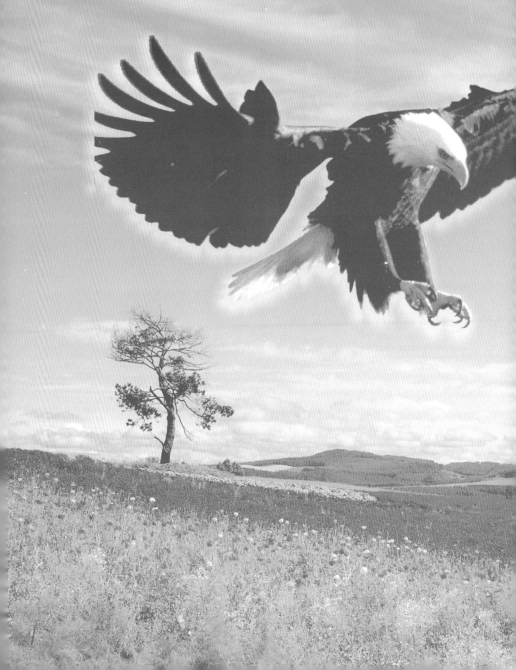

大展好書　好書大展
品嘗好書　冠群可期

中醫保健站

102

徐靈胎醫話醫案選

（清）徐靈胎 原著

張存悌
周　康　點校
卓同年

大展出版社有限公司

內 容 簡 介

　　本書選取了清代儒醫大家徐靈胎的3種醫學專著：《醫學源流論》、《慎疾芻言》、《洄溪醫案》，堪稱徐氏著述中的經典之作。

　　《醫學源流論》對醫學諸多代表性問題作了簡要概括，立論精闢，許多篇章如「用藥如用兵論」等已成膾炙人口的名篇。

　　《慎疾芻言》為徐氏75歲所撰，針砭醫界時弊，強調辨病精細，立法嚴謹，用方中肯。

　　《洄溪醫案》為徐氏醫案專集，「其穿穴膏肓，神施鬼設之伎，足以垂醫鑒而活蒼生。」案後有名醫王孟英按語，畫龍點睛，為徐案增光添色不少。

　　本書文理俱佳，頗多警語，敘述樸實，明白如話，適合醫學專業和中醫愛好者閱讀。

前言

徐靈胎（1693—1772），名大椿，又名大業，字靈胎，晚號洄溪。江蘇吳江（蘇州）人，出身書香世家，自幼業儒通經，博學多才，尤精醫學，為清代著名的儒醫大家。醫名頗盛，與葉天士、薛雪並稱為清雍乾名醫三大家，又與葉天士同為國手，時人有「瑜亮」之比。

謝利恒《中國醫學源流論》認為：「明清間諸醫……浩瀚精博者，當推王肯堂……負盛名於吳中者，則為葉天士與薛生白……其卓然可稱大家者，實無過徐靈胎……所謂學識俱深，明清以來醫家殆無其匹也。」看得出對其評價甚高。

徐氏一生著述宏富，《徐靈胎醫學全書》載其醫學著作16種，今人考證無誤者有《難經詮釋》、《神農本草經百家錄》、《醫貫砭》、《蘭台軌範》、《傷寒類方》、《醫學源流論》、《慎疾芻言》、《洄溪醫案》等8種。徐靈胎醫理精深，見解超群，學術思想傾向於尊經崇古，「言必本於聖經，治必遵於古法。」對前人得失敢於批評，且持論多精鑿有據。精通內、外科，曾兩次被乾隆皇帝召入京都治病。

　　本書選取了徐靈胎的3種醫學專著：《醫學源流論》、《慎疾芻言》、《洄溪醫案》，堪稱徐氏諸多著述中的代表作，下面分別予以簡介。

　　《醫學源流論》：

　　《醫學源流論》為徐氏65歲所撰，「閱歷既深，言皆老當。」是書為徐氏醫學論文之力作，對醫學諸多代表性問題作了簡要概括，立論精闢，多切時弊，體現了他畢生治醫的深切體會。

　　本書語多精警，篇幅精悍，具有醫話的特徵。許多篇章如「用藥如用兵論」、「病同人異論」、「病同因別論」、「方藥離合論」、「病深非淺藥能治論」已成膾炙人口的名篇。

　　《慎疾芻言》：

　　《慎疾芻言》為徐氏75歲所撰，應該說徐氏醫學修煉已達到爐火純青的地步，本書又名《醫砭》，顧名思義，「是書之作，蓋有鑒於庸醫之誤人，救其失而補其漏，反覆萬餘言，大聲疾呼，欲令人驚心動魄，豁然開悟。」（本書跋文）

　　本書承續了《醫學源流論》的風格，針砭醫界時弊，強調辨病精細，立法嚴謹，用方中肯。

　　《洄溪醫案》：

　　《洄溪醫案》係徐氏身後85年由其門生金復村所傳，為清代名醫王孟英（王士雄）所得，王氏「讀之如獲鴻寶，雖秘本而方藥不甚詳，然其穿穴膏肓，神施鬼

設之伎，足以垂醫鑒而活蒼生。」遂予編次刊行，並於案後附加按語，畫龍點睛，為徐案增光添色不少。

本書文理俱佳，史實有徵，內容涉及內、外、婦、兒各科，治法靈活多變，頗有獨到見解，在古代醫案中卓有影響。

徐靈胎之書流傳廣遠，近現代有多種版本面世。本書據民國年間上海錦文堂書局所刊《徐靈胎醫書三十二種》中所收上述3書進行點校，同時參考了其他版本。主要是訂正錯訛，精點句讀。原書不分段落，今則酌情分開段落，使得條理清晰一些。是否有當，還望高明賜教。

我的弟子楊洪雲、聶晨旭、白龍、史瑞鋒、呂濤、車群、李昊、吳紅麗、王波等人，為本書做了很多工作，在此表示感謝。

點校者

目 錄

醫學源流論

慎疾芻言

洄溪醫案

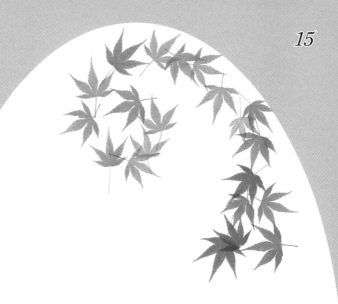

醫 學 源 流 論

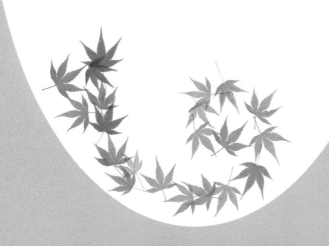

自　敍

　　醫，小道也，精義也，重任也，賤工也。古者大人之學，將以治天下國家，使無一夫不被其澤，甚者天地位而萬物育，斯學者之極功也。

　　若夫日救一人，月治數病，顧此失彼，雖數十里之近不能兼及，況乎不可治者，又非使能起死者而使之生，其道不已小乎？

　　雖然古聖人之治病也，通於天地之故，究乎性命之源，經絡、臟腑、氣血、骨脈，洞然如見，然後察其受病之由，用藥以驅除而調劑之。其中自有玄機妙悟，不可得而言喻者，蓋與造化相維，其義不亦精乎？道小，則有志之士有所不屑為；義精，則無識之徒有所不能窺也。

　　人之所繫，莫大乎生死。王公大人，聖賢豪傑，可以旋轉乾坤，而不能保無疾病之患。一有疾病，不得不聽之醫者，而生殺唯命矣。

　　夫一人繫天下之重，而天下所繫之人，其命又懸於醫者。下而一國一家所繫之人更無論矣，其任不亦重乎？而獨是其人者，又非有爵祿道德之尊，父兄師保之重。既非世之所隆，而其人之自視，亦不過為衣服口食之計。雖以一介之微，呼之而立，至其業不甚賤乎？任重，則托之者必得偉人；工賤，則業之者必無奇士。所以勢出於相違，而道因之易墜也。

余少時頗有志於窮經，而骨肉數人疾病連年，死亡略盡。於是博覽方書，寢食俱廢。如是數年，雖無生死骨肉之方，實有尋本溯源之學。九折臂而成醫，至今尤信。而竊慨唐宋以來，無儒者為之振興，視為下業，逡巡失傳，至理已失，良法並亡。悷焉傷懷，恐自今以往不復有生人之術。不揣庸妄，用敷厥言，倘有所補所全者，或不僅一人一世已乎？

乾隆丁丑秋七月

洞溪徐大椿書於吳山之半松書屋

元氣存亡論

養生者之言曰：天下之人，皆可以無死。斯言妄也，何則？人生自免乳哺以後，始而孩，既而長，既而壯，日勝一日。何以四十以後，飲食奉養如昔，而日且就衰？

或者曰：嗜欲戕之也。則絕嗜欲，可以無死乎？

或者曰：勞動賊之也。則戒勞動，可以無死乎？

或者曰：思慮擾之也。則屏思慮，可以無死乎？果能絕嗜欲，戒勞動，減思慮，免於疾病夭札則有之。其老而眊，眊而死，猶然也。

況乎四十以前，未嘗無嗜欲、勞苦、思慮，然而日生日長。四十以後，雖無嗜欲、勞苦、思慮，然而日減日消，此其故何歟？蓋人之生也，顧夏蟲而卻笑，以為是物之生死，何其促也？而不知我實猶是耳。當其受生之時，已有定分焉。

所謂定分者，元氣也。視之不見，求之不得，附於氣血之內，宰乎氣血之先。其成形之時，已有定數。譬如置薪於火，始燃尚微，漸久則烈，薪力既盡而火熄矣。其有久暫之殊者，則薪之堅脆異質也。故終身無病者，待元氣之自盡而死，此所謂終其天年者也。

至於疾病之人，若元氣不傷，雖病甚不死；元氣或傷，雖病輕亦死，而其中又有辨焉。有先傷元氣而病者，此不可治者也；有因病而傷元氣者，此不可不預防

者也；亦有因誤治而傷及元氣者，亦有元氣雖傷未甚，尚可保全之者，其等不一。

故診病決死生者，不視病之輕重，而視元氣之存亡，則百不失一矣。至所謂元氣者，何所寄耶？五臟有五臟之真精，此元氣之分體者也。而其根本所在，即《道經》所謂丹田，《難經》所謂命門，《內經》所謂七節之旁中有小心，陰陽闔闢存乎此，呼吸出入繫乎此，無火而能令百體皆溫，無水而能令五臟皆潤。此中一線未絕，則生氣一線未亡，皆賴此也。

若夫有疾病而保全之法何如？蓋元氣雖自有所在，然實與臟腑相連屬者也。寒熱攻補，不得其道，則實其實而虛其虛，必有一臟大受其害。邪入於中而精不能續，則元氣無所附而傷矣。故人之一身，無處不宜謹護，而藥不可輕試也。

若夫預防之道，唯上工能慮在病前，不使其勢已橫而莫救，使元氣克全，則自能托邪於外；若邪盛為害，則乘元氣未動，與之背城而一決，勿使後事生悔，此神而明之之術也。若欲與造化爭權，而令天下之人終不死，則無是理矣。

軀殼經絡臟腑論

凡致病必有因，因受病之處則各有部位。今之醫者曰：病必分經絡而後治之，似矣。然亦知病固非經絡之所能盡者乎？夫人有皮肉筋骨以成形，所謂軀殼也。

而虛其中則有臟腑以實之。其連續貫通者，則有經有絡貫乎臟腑之內，運乎軀殼之中為之道路，以傳變周流者也。

故邪之傷人，或在皮肉，或在筋骨，或在臟腑，或在經絡。有相傳者，有不相傳者，有久而相傳者，有久而終不傳者。其大端則中於經絡者易傳；其初不在經絡，或病甚而流於經絡者，亦易傳。經絡之病，深入臟腑，則以生剋相傳。唯皮肉筋骨之病，不歸經絡者則不傳，所謂軀殼之病也。

故識病之人，當直指其病在何臟何腑，何筋何骨，何經何絡，或傳或不傳，傳以何經始，以何經終。其言歷歷可驗，則醫之明者矣。今人不問何病，謬舉一經以藉口，以見其頗識《內經》，實與《內經》全然不解也。至治之難易，則在經絡易治，在臟腑者難治，且多死。在皮肉筋骨者難治，亦不易死，其大端如此。至於軀殼臟腑之屬於某經絡，以審其針灸用藥之法，則《內經》明言之，深求自得也。

表裡上下論

欲知病之難易，先知病之淺深；欲知病之淺深，先知病之部位。夫人身一也，實有表裡上下之別焉。何謂表？皮肉筋骨是也。何謂裡？臟腑精神是也，而經絡則貫乎其間。表之病易治而難死，裡之病難治而易死。此其大略也。而在表在裡者，又各有難易，此不可執一而

論也。

　　若夫病本在表，而傳於裡；病本在裡，而併及於表，是為內外兼病，尤不易治。身半以上之病，往往近於熱；身半以下之病，往往近於寒。此其大略也。而在上在下，又各有寒熱，此亦不可執一而論也。

　　若夫病本在上，而傳於下，病本在下，而傳於上，是之謂上下兼病，亦不易治。所以然者，無病之處多，有病之處少，則精力猶可維持，使正氣漸充而邪氣亦去。若夫一人之身，無處不病，則以何者為驅病之本而復其元氣乎？

　　故善醫者，知病勢之盛而必傳也，預為之防，無使結聚，無使氾濫，無使併合，此上工治未病之說也。若其已至於傳，則必先求其本，後求其標，相其緩急而施治之，此又桑榆之收也。以此決病之生死難易，思過半矣。

陰陽升降論

　　人身象天地，天之陽藏於地之中者，謂之元陽。元陽之外護者謂之浮陽，浮陽則與時升降。若人之陽氣則藏於腎中而四布於周身，唯元陽則固守於中而不離其位。故太極圖中心白圈，即元陽也，始終不動，其分陰分陽，皆在白圈之外。

　　故發汗之藥，皆鼓動其浮陽，出於營衛之中，以泄其氣耳。若元陽一動，則元氣離矣。是以發汗太甚，動

其元陽，即有亡陽之患。病深之人，發喘呃逆，即有陽越之虞，其危皆在頃刻，必用參附及重鎮之藥以墜安之。所以治元氣虛弱之人，用升提發散之藥，最防陽虛散越，此第一關也。

至於陰氣則不患其升而患其竭，竭則精液不布，乾枯燥烈，廉泉玉英毫無滋潤，舌燥唇焦，皮膚粗槁，所謂天氣不降，地氣不升，孤陽無附，害不旋踵。《內經》云：陰精所奉其人壽，故陰氣有餘則上漑，陽氣有餘則下固，其人無病，病亦易癒。反此則危。故醫人者，慎毋越其陽而竭其陰也。

治病必分經絡臟腑論

病之從內出者，必由於臟腑；病之從外入者，必由於經絡。其病之情狀，必有鑿鑿可徵者。如怔忡、驚悸為心之病，泄瀉、膨脹為腸胃之病，此易知者。又有同一寒熱而六經各殊，同一疼痛而筋骨皮肉各別；又有臟腑有病而反現於肢節，肢節有病而反現於臟腑。

若不究其病根所在而漫然治之，則此之寒熱非彼之寒熱，此之癢痛非彼之痛癢，病之所在全不關著，無病之處反以藥攻之。

《內經》所謂：誅伐無過，則故病未已，新病復起，醫者以其反增他病，又復治其所增之病，復不知病之所從來，雜藥亂投，愈治而病愈深矣。

故治病者，必先分經絡臟腑之所在，而又知其七情

六淫所受何因，然後擇何經何臟對病之藥，本於古聖何方之法，分毫不爽，而後治之，自然一劑而即見效矣。今之治病不效者，不咎己藥之不當，而反咎病之不應藥，此理終身不悟也。

治病不必分經絡臟腑論

病之分經絡臟腑，夫人知之。於是天下遂有因經絡臟腑之說而拘泥附會，又或誤認穿鑿，並有借此神其說以欺人者。蓋治病之法多端，有必求經絡臟腑者，有不必求經絡臟腑者。

蓋人之氣血無所不通，而藥性之寒熱溫涼，有毒無毒，其性亦一定不移，入於人身，其功能亦無所不到。豈有某藥止入某經之理？即如參耆之類，無所不補；砒鴆之類，無所不毒，並不專於一處也。所以古人有現成通治之方，如紫金錠、至寶丹之類，所治之病甚多，皆有奇效。蓋通氣者，無氣不通；解毒者，無毒不解；消痰者，無痰不消。其中不過略有專宜耳。

至張潔古輩，則每藥註定云獨入某經，皆屬附會之談，不足徵也。曰：然則用藥竟不必分經絡臟腑耶？

曰：此不然也。蓋人之病，各有所現之處，而藥之治病必有專長之功。如柴胡治寒熱往來，能癒少陽之病；桂枝治畏寒發熱，能癒太陽之病；葛根治肢體大熱，能癒陽明之病。

蓋其止寒熱，已畏寒，除大熱，此乃柴胡、桂枝、

葛根專長之事。因其能治何經之病，後人即指為何經之藥。孰知其功能，實不僅入少陽、太陽、陽明也。顯然者尚如此，餘則更無影響矣。

故以某藥為能治某經之藥則可，以某藥為獨治某經則不可。謂某經之病，當用某藥則可；謂某藥不復入他經則不可。故不知經絡而用藥，其失也泛，必無捷效；執經絡而用藥，其失也泥，反能致害。總之變化不一，神而明之，存乎其人也。

腎藏精論

精藏於腎，人盡知之。至精何以生，何以藏，何以出？則人不知也。夫精，即腎中之脂膏也，有長存者，有日生者。腎中有藏精之處，充滿不缺，如井中之水，日夜充盈，此長存者也。其欲動交媾所出之精，及有病而滑脫之精，乃日生者也。其精旋去旋生，不去亦不生，猶井中之水，日日汲之，不見其虧；終年不汲，不見其溢。《易經》云：井道不可不革，故受之以革，其理然也。

曰：然則縱慾可無害乎？

曰：是又不然。蓋天下之理，總歸自然。有腎氣盛者，多慾無傷；腎氣衰者，自當節養。《左傳》云：女不可近乎？

對曰：節之。若縱慾不節，如淺狹之井，汲之無度，則枯竭矣。

曰：然則強壯之人而絕欲，則何如？

曰：此亦無咎無譽，唯腎氣略堅實耳。但必浮火不動，陰陽相守則可耳。若浮火日動而強制之，則反有害。蓋精因火動而離其位，則必有頭眩、目赤、身癢、腰疼、遺泄、偏墜等症，甚者或發癰疽，此強制之害也。故精之為物，欲動則生，不動則不生。能自然不動則有益，強制則有害，過用則衰竭。任其自然而無所勉強，則保精之法也。老子云：天法道，道法自然，自然之道，乃長生之訣也。

一臟一腑先絕論

人之死，大約因元氣存亡而決。故患病者，元氣已傷，即變危殆。蓋元氣脫則五臟六腑皆無氣矣。竟有元氣深固，其根不搖，而內中有一臟一腑先絕者。如心絕，則昏昧不知世事；肝絕，則喜怒無節；腎絕，則陽道萎縮；脾絕，則食入不化；肺絕，則氣促聲啞。六腑之絕，而失其所司亦然。其絕之象，亦必有顯然可見之處。大約其氣尚存，而神志精華不用事耳，必明醫乃能決之。

又諸臟腑之中，唯肺絕則死期尤促。蓋肺為臟腑之華蓋，臟腑賴其氣以養，故此臟絕則臟腑皆無稟受矣。其餘則視其絕之甚與不甚，又觀其別臟之盛衰何如，更觀其後天之飲食何如，以此定其吉凶，則修短之期可決矣，然大段亦無過一年者。此皆得之目睹，非臆說也。

君火相火論

近世之論，心火謂之君火，腎火謂之相火，此說未妥。蓋心屬火而位居於上，又純陽而為一身之主，名曰君火，無異議也。若腎中之火，則與心相遠，乃水中之火也，與心火不類，名為相火，似屬非宜。

蓋陰陽互藏其宅，心固有火，而腎中亦有火。心火為火中之火，腎火為水中之火。腎火守於下，心火守於上，而三焦火之道路能引二火相交。心火動，而腎中之浮火亦隨之；腎火動，而心中之浮火亦隨之。亦有心火為動而腎火不動，其患獨在心；亦有腎火動而心火不動，其害獨在腎。

故治火之法，必先審其何火，而後用藥有定品。治心火以苦寒；治腎火以鹹寒。若二臟之陰不足以配火，則又宜取二臟之陰藥補之。

若腎火飛越，又有回陽之法，反宜用溫熱，與治心火迥然不同。故五臟皆有火，而心腎二臟為易動，故治法宜詳究也。若夫相火之說，則心包之火能令人怔忡、面赤、煩躁、眩暈，此則在君火之旁，名為相火，似為確切。試以《內經》參之，自有真見也。

診脈決死生論

生死於人大矣！而能於兩手方寸之地，微末之動，

即能決其生死，何其近於誣也？然古人往往百不失一者，何哉？其大要則以胃氣為本。蓋人之所以生，本乎飲食。

《靈樞》云：穀入於胃，乃傳之肺，五臟六腑皆以受氣。寸口屬肺經，為百脈之所會，故其來也有生氣以行乎其間，融和調暢，得中土之精英，此為有胃氣。得者生，失者死，其大較也。

其次，則推天運之順逆。人氣與天氣相應，如春氣屬木，脈宜弦；夏氣屬火，脈宜洪之類。反是則與天氣不應。

又其次，則審臟氣之生剋，如脾病畏弦，木剋土也；肺病畏洪，火剋金也。反是則與臟氣無害。

又其次，則辨病脈之從違，病之與脈各有宜與不宜。如脫血之後，脈宜靜細，而反洪大，則氣亦外脫矣；寒熱之證，脈宜洪數，而反細弱，則真元將陷矣。至於真臟之脈，乃因胃氣已絕，不營五臟。

所以何臟有病，則何臟之脈獨現。凡此皆《內經》、《難經》等書言之明白詳盡，學者苟潛心觀玩，洞然易曉，此其可決者也。至云：診脈即可以知何病，又云：人之死生，無不能先知，則又非也。

蓋脈之變遷無定，或有卒中之邪，未即通於經絡，而脈一時未變者；或病輕而不能現於脈者；或有沉痼之疾，久而與氣血相並，一時難辨其輕重者；或有依經傳變，流動無常，不可執一時之脈，而定其是非者。況病之名有萬，而脈之象不過數十種，且一病而數十種之

脈，無不可見，何能診脈而即知其何病？此皆推測偶中，以此欺人也。

若夫真臟之脈，臨死而終不現者，則何以決之？是必以望聞問三者合而參觀之，亦百不失一矣。故以脈為可憑，而脈亦有時不足憑。以脈為不可憑，而又鑿鑿乎其可憑。總在醫者熟通經學，更深思自得則無所不驗矣！若世俗無稽之說，皆不足聽也。

症脈輕重論

人之患病，不外七情六淫，其輕重死生之別，醫者何由知之？皆必問其症，切其脈，而後知之。然症脈各有不同，有現症極明，而脈中不見者；有脈中甚明，而症中不見者。其中有宜從症者，有宜從脈者，必有一定之故。審之既真則病情不能逃，否則不為症所誤，必為脈所誤矣。

故宜從症者，雖脈極順而症危，亦斷其必死；宜從脈者，雖症極險而脈和，亦決其必生。如脫血之人，形如死狀，危在頃刻而六脈有根，則不死，此宜從脈不從症也。

如痰厥之人，六脈或促或絕，痰降則癒，此宜從症不從脈也。

陰虛咳嗽，飲食起居如常，而六脈細數，久則必死，此宜從脈不宜從症也。

噎膈反胃，脈如常人，久則胃絕而脈驟變，百無一

生，此又宜從症不從脈也。如此之類甚多，不可枚舉。

總之脈與症，分觀之，則吉凶兩不可憑，合觀之，則某症忌某脈，某脈忌某症，其吉凶乃可定矣。又如肺病忌脈數，肺屬金，數為火，火刑金也。餘可類推，皆不外五行生剋之理。

今人不按其症而徒講乎脈，則講之愈密，失之愈遠。若脈之全體，則《內經》諸書詳言之矣。

脈症與病相反論

症者，病之發現者也。病熱則症熱，病寒則症寒，此一定之理。

然症竟有與病相反者，最易誤治，此不可不知者也。如冒寒之病，反身熱而惡熱；傷暑之病，反身寒而惡寒；本傷食也，而反易饑能食；本傷飲也，而反大渴口乾。此等之病，尤當細考，一或有誤而從症用藥，即死生判矣。此其中蓋有故焉。

或一時病勢未定，如傷寒本當發熱，其時尚未發熱，將來必至於發熱，此先後之不同也。或內外異情，如外雖寒而內仍熱是也；或有名無實，如欲食好飲，及至少進即止，飲食之後，又不易化是也；或有別症相雜，誤認此症為彼症是也；或此人舊有他病，新病方發，舊病亦現是也。

至於脈之相反，亦各不同。或其人本體之脈，與常人不同；或輕病未現於脈；或痰氣阻塞，營氣不利，脈

象乖其所之；或一時為邪所閉，脈似危險，氣通即復；或其人本有他症，仍其舊症之脈。凡此之類，非一端所能盡，總宜潛心體認，審其真實，然後不為脈症所惑。否則徒執一端之見，用藥愈真而愈誤矣。然苟非辨證極精，脈理素明，鮮有不惑者也！

中風論

今之患中風偏癱等病者，百無一癒，十死其九。非其症俱不治，皆醫者誤之也。凡古聖定病之名，必指其實。各曰中風，則其病屬風可知。既為風病，則主病之方，必以治風為本。故仲景侯氏黑散、風引湯、防己地黃湯，及唐人大小續命等方，皆多用風藥而因症增減。

蓋以風入經絡，則內風與外風相煽，以致痰火一時壅塞，唯宜先驅其風，繼清痰火，而後調其氣血，則經脈可以漸通。今人一見中風等症，即用人參、熟地、附子、肉桂等純補溫熱之品，將風火痰氣盡行補住，輕者變重，重者即死。

或有元氣未傷而感邪淺者，亦必遷延時日，以成偏枯永廢之人，此非醫者誤之耶！

或云：邪之所湊，其氣必虛。故補正即所以驅邪，此大謬也。唯其正虛而邪湊，尤當急驅其邪，以衛其正。若更補其邪氣，則正氣益不能支矣。即使正氣全虛，不能托邪於外，亦宜於驅風藥中，少加扶正之品，以助驅邪之力，從未有純用溫補者。譬之盜賊入室，定

當先驅盜賊，而後固其牆垣；未有盜賊未去，而先固其牆垣者。

或云：補藥托邪，猶之增家人以禦盜也，是又不然。蓋服純補之藥，斷無專補正不補邪之理，非若家人之專於禦盜賊也，是不但不驅盜，並助盜矣。況治病之法，凡久病屬虛，驟病屬實。所謂虛者，謂正虛也；所謂實者，謂邪實也。

中風乃急暴之症，其為實邪無疑。天下未有行動如常，忽然大虛而昏仆者，豈可不以實邪治之哉？其中或有屬陰虛、陽虛、感熱、感寒之別，則於治風方中，隨所現之症加減之。漢唐諸法俱在，可取而觀也。故凡中風之類，苟無中臟之絕症，未有不可治者。余友人患此症者，遵余治法，病一二十年而今尚無恙者甚多。唯服熱補者，無一存者矣。

臌膈論

臌膈同為極大之病，然臌可治，而膈不可治。蓋臌者，有物積中，其證屬實；膈者，不能納物，其證屬虛。實者可治，虛者不可治，此其常也。

臌之為病，因腸胃衰弱，不能運化，或痰或血，或氣或食，凝結於中，以致臌脹脹滿。治之當先下其結聚，然後補養其中氣，則腸胃漸能克化矣。《內經》有雞矢醴方，即治法也。後世治臌之方，亦多見效。唯臟氣已絕，臂細臍凸，手心及背平滿，青筋繞腹，種種惡

證齊現，則不治。

若膈證，乃肝火犯胃，木來侮土，謂之賊邪。胃脘枯槁，不復用事，唯留一線細竅，又為痰涎瘀血閉塞，飲食不能下達，即勉強納食，仍復吐出。

蓋人生全在飲食，經云：穀入於胃，以傳於肺，五臟六腑，皆以受氣。

今食既不入，則五臟六腑皆竭矣。所以得此症者，能少納穀，則不出一年而死；全不納穀，則不出半年而死。凡春得病者，死於秋；秋得病者，死於春。蓋金木相剋之時也。

又有卒然嘔吐，或嘔吐而時止時發，又或年當少壯，是名反胃，非膈也，此亦可治。至於類臟之症，如水腫之類，或宜針灸，或宜泄瀉，病象各殊，治亦萬變，醫者亦宜廣求諸法而隨宜施用也。

寒熱虛實真假論

病之大端，不外乎寒熱虛實，然必辨其真假，而後治之無誤。

假寒者，寒在外而熱在內也，雖大寒而惡熱飲；假熱者，熱在外而寒在內也，雖大熱而惡寒飲，此其大較也。

假實者，形實而神衰，其脈浮、洪、芤、散也；假虛者，形衰而神全，其脈靜、小、堅、實。

其中又有人之虛實，證之虛實。如怯弱之人而傷

寒、傷食，此人虛而證實也；強壯之人而失血勞倦，此人實而證虛也。

或宜正治，或宜從治；或宜分治，或宜合治；或宜從本，或宜從標；寒因熱用，熱因寒用；上下異方，煎丸異法；補中兼攻，攻中兼補。精思妙術，隨變生機，病勢千端，立法萬變。則真假不能惑我之心，亦不能窮我之術，是在博求古法而神明之。稍執己見，或學力不至，其不為病所惑者，幾希矣！

內傷外感論

七情所病，謂之內傷；六淫所侵，謂之外感。自《內經》、《難經》以及唐宋諸書，無不言之深切著明矣。二者之病，有病形同而病因異者；亦有病因同而病形異者；又有全乎外感，全乎內傷者；更有內傷兼外感，外感兼內傷者。則因與病又互相出入，參錯雜亂，治法迥殊。

蓋內傷由於神志，外感起於經絡。輕重淺深，先後緩急，或分或合，一或有誤，為害非輕。能熟於《內經》及仲景諸書，細心體認，則雖其病萬殊，其中條理井然，毫無疑似，出入變化，無有不效。否則彷徨疑慮，雜藥亂投，全無法紀，屢試不驗，更無把握。不咎己之審病不明，反咎藥之治病不應。如此死者，醫殺之耳！

病情傳變論

病有一定之傳變,有無定之傳變。一定之傳變,如傷寒太陽傳陽明,及《金匱要略》見肝之病,知肝傳脾之類。又如痞病變臌,血虛變水腫之類,醫者可預知而防之也。無定之傳變,或其人本體先有受傷之處,或天時不知又感時行之氣,或調理失宜更生他病,則無病不可變,醫者不能預知而為防者也。總之人有一病,皆當加意謹慎,否則病後增病,則正虛而感益重,輕病亦變危矣。

至於既傳之後,則標本緩急,先後分合,用藥必兩處兼顧,而又不雜不亂,則諸病亦可漸次平復。否則新病日增,無所底止矣。

至於藥誤之傳變,又復多端。或過於寒涼而成寒中之病;或過服溫燥而成熱中之病;或過於攻伐而元氣大虛;或過於滋潤而脾氣不實。不可勝舉。

近日害人最深者,大病之後,邪未全退,又不察病氣所傷何處,即用附子、肉桂、熟地、麥冬、人參、白朮、五味子、山茱萸之類,將邪火盡行補澀。始若相安,久之氣逆痰升,脹滿昏沉,如中風之狀。

邪氣與元氣相併,諸藥無效而死,醫家、病家猶以為病後大虛所致,而不知乃邪氣固結而然也。余見甚多,不可不深戒!

病同人異論

天下有同此一病,而治此則效,治彼則不效,且不唯無效而反有大害者,何也?則以病同而人異也。

夫七情六淫之感不殊,而受感之人各殊。或氣體有強弱,質性有陰陽,生長有南北,性情有剛柔,筋骨有堅脆,肢體有勞逸,年力有老少,奉養有膏粱藜藿之殊,心境有憂勞和樂之別。更加天時有寒暖之不同,受病有深淺之各異。一概施治,則病情雖中,而於人之氣體迴乎相反,則利害亦相反矣!

故醫者必細審其人之種種不同,而後輕重緩急、大小先後之法,因之而定。《內經》言之極詳,即針灸及外科之治法盡然。故凡病者,皆當如是審察也。

病症不同論

凡病之總者,謂之病。而一病必有數症,如太陽傷風是病也,其惡風、身熱、自汗、頭痛是症也,合之而成其為太陽病,此乃太陽病之本症也。若太陽病而又兼泄瀉、不寐、心煩、痞悶,則又為太陽病之兼症矣。

如瘧,病也,往來寒熱、嘔吐、畏風、口苦是症也,合之而成為瘧,此乃瘧之本症也。若瘧而兼頭痛、脹滿、嗽逆、便閉,則又為瘧疾之兼症矣。若瘧而又下痢數十行,則又不得謂之兼症,謂之兼病。蓋瘧為一病,

痢又為一病，而二病中有本症，各有兼症，不可勝舉。

以此類推，則病之與症其分併何啻千萬，不可不求其端而分其緒也。而治之法，或當合治，或當分治，或當先治，或當後治，或當專治，或當不治，尤在視其輕重緩急而次第奏功。一或倒行逆施，雜亂無紀，則病變百出，雖良工不能挽回矣。

病同因別論

凡人之所苦謂之病，所以致此病者謂之因。

如同一身熱也，有風、有寒、有痰、有食、有陰虛火升，有鬱怒、憂思、勞怯、蟲病，此謂之因。知其因則不得專以寒涼治熱病矣。蓋熱同而所以致熱者不同，則藥亦迥異。凡病之因不同，而治各別者盡然，則一病而治法多端矣。

而病又非止一症，必有兼症焉。如身熱而腹痛，則腹又為一症，而腹痛之因，又復不同，有與身熱相合者，有與身熱各別者。如感寒而身熱，其腹亦因寒而痛，此相合者也。如身熱為寒，其腹痛又為傷食，則各別者也。又必審其食為何食，則以何藥消之。其立方之法，必切中二者之病源而後定方，則一藥而兩病俱安矣。

若不問其本病之何因及兼病之何因，而徒曰某病以某方治之，其偶中者，則投之或癒。再以治他人，則不但不癒而反增病，必自疑曰，何以治彼效而治此不效？

並前此之何以癒亦不知之，則幸中者甚少，而誤治者甚多。終身治病而終身不悟，歷症愈多而愈惑矣。

亡陰亡陽論

經云：奪血者無汗，奪汗者無血。血屬陰，是汗多乃亡陰也。故止汗之法，必用涼心斂肺之藥，何也？心主血，汗為心之液，故當清心火；汗必從皮毛出，肺主皮毛，故又當斂肺氣，此正治也。唯汗出太甚，則陰氣上竭，而腎中龍雷之火隨水而上。若以寒涼折之，其火愈熾，唯用大劑參附，佐以鹹降之品如童便、牡蠣之類，冷飲一碗，直達下焦，引其真陽下降，則龍雷之火返乎其位，而汗隨止。此與亡陰之汗，真大相懸絕。

故亡陰亡陽，其治法截然，而轉機在頃刻。當陽氣之未動也，以陰藥止汗。及陽氣之既動也，以陽藥止汗；而龍骨、牡蠣、黃耆、五味子收澀之藥，則兩方皆可隨宜用之。醫者能於亡陰亡陽之交，分其界限，則用藥無誤矣。

其亡陰亡陽之辨法如何？亡陰之汗，身畏熱，手足溫，肌熱，汗亦熱而味鹹，口渴喜涼飲，氣粗，脈洪實，此其驗也；亡陽之汗，身反惡寒，手足冷，肌涼汗冷，而味淡微黏，口不渴而喜熱飲，氣微，脈浮數而空，此其驗也。至於尋常之正汗、熱汗、邪汗、自汗，又不在二者之列。此理知者絕少，即此汗之一端而聚訟紛紛，毫無定見，誤治甚多也。

病有不癒不死雖癒必死論

能癒病之非難，知病之必癒、必不癒為難。

夫人之得病，非皆死症也。庸醫治之，非必皆與病相反也。外感內傷，皆有現病，約略治之，自能向癒。況病情輕者，雖不服藥亦能漸痊。即病勢危迫，醫者苟無大誤，邪氣漸退，亦自能向安。故癒病非醫者之能事也。

唯不論輕重之疾，一見即能決其死生難易，百無一失，此則學問之極功，而非淺嘗者所能知也。夫病輕而預知其癒，病重而預知其死，此猶為易知者。唯病象甚輕，而能決其必死；病勢甚重，而能斷其必生，乃為難耳。

更有病已癒，而不久必死者。蓋邪氣雖去，而其人之元氣與病俱亡，一時雖若粗安，真氣不可復續，如兩虎相角，其一雖勝而力已脫盡，雖良工亦不能救也。

又有病不癒，而人亦不死者。蓋邪氣盛而元氣堅固，邪氣與元氣相併，大攻則恐傷其正，小攻則病不為動，如油入麵，一合則不可復分，而又不至於傷生。

此二者，皆人之所不知者也。其大端則病氣入臟腑者，病與人俱盡者為多；病在經絡骨脈者，病與人俱存者為多，此乃內外輕重之別也。斯二者，方其病之始形，必有可徵之端，良工知之，自有防微之法。既不使之與病俱亡，亦不使之終身不癒，此非深通經義之人，

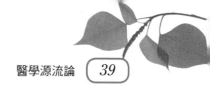

必不能窮源極流，挽回於人所不見之地也。

卒死論

天下卒死之人甚多，其故不一。內中可救者，十之
七八；不可救者，僅十之二三。唯一時不得良醫，故皆
枉死耳。

夫人內外無病，飲食行動如常而忽然死者，其臟腑
經絡本無受病之處，卒然感犯外邪，如惡風、穢氣、
鬼邪、毒厲等物，閉塞氣道，一時不能轉動，則大氣阻
絕，昏悶，迷惑，久而不通，則氣愈聚愈塞，如繫繩於
頸，氣絕則死矣。若醫者，能知其所犯何故，以法治
之，通其氣，驅其邪，則立癒矣。

又有痰涎壅盛，阻遏氣道而卒死者，通氣降痰則
蘇，所謂痰厥之類是也。以前諸項，良醫皆能治之，唯
臟絕之症則不治。其人或勞心思慮，或酒食不節，或房
慾過度，或惱怒不常，五臟之內，精竭神衰，唯一線真
元未斷，行動如常，偶有感觸，其元氣一時斷絕，氣脫
神離，頃刻而死，既不可救，又不及救。此則卒死之最
急，而不可治者也。至於暴遇神鬼，適逢冤譴，此又怪
異之事，不在疾病之類矣。

病有鬼神論

人之受邪也，必有受之之處，有以召之，則應者斯

至矣。夫人精神完固，則外邪不敢犯。唯其所以禦之之具有虧，則侮之者斯集。凡疾病有為鬼神所憑者，其愚魯者，以為鬼神實能禍人；其明理者，以為病情如此，必無鬼神。二者皆非也。

夫鬼神，猶風寒暑濕之邪耳。衛氣虛，則受寒；榮氣虛，則受熱；神氣虛，則受鬼。蓋人之神屬陽，陽衰，則鬼憑之。《內經》有五臟之病，則現五色之鬼。《難經》云：脫陽者見鬼。故經穴中有鬼床、鬼室等穴。此諸穴者，皆賴神氣以充塞之。若神氣有虧，則鬼神得而憑之，猶之風寒之能傷人也。

故治寒者，壯其陽；治熱者，養其陰；治鬼者，充其神而已。其或有因痰、因思、因驚者，則當求其本而治之。故明理之士，必事事窮其故，乃能無所惑而有據，否則執一端之見，而昧事理之實，均屬憒憒矣。

其外更有觸犯鬼神之病，則祈禱可瘳。至於冤譴之鬼，則有數端：有自作之孽，深仇不可解者；有祖宗貽累者；有過誤害人者；其事皆鑿鑿可徵，似儒者所不道，然見於經史，如公子彭生伯有之類甚多，目睹者亦不少。此則非藥石祈禱所能免矣。

腎虛非陰證論

今之醫者，以其人房勞之後或遺精之後，感冒風寒而發熱者，謂之陰證。病者遇此，亦自謂之陰證。不問其現症何如，總用人參、白朮、附子、肉桂、乾薑、地

黃等溫熱峻補之藥，此可稱絕倒者也。

夫所謂陰證者，寒邪中於三陰經也。房後感風，豈風寒必中腎經？即使中之，亦不過散少陰之風寒，如《傷寒論》中少陰發熱，仍用麻黃、細辛發表而已，豈有用辛熱溫補之法耶？若用溫補，則補其風寒於腎中矣。況陰虛之人而感風寒，亦必由太陽入，仍屬陽邪，其熱必甚，兼以燥悶煩渴，尤宜清熱散邪，豈可反用熱藥？

若果直中三陰，則斷無壯熱之理，必有惡寒倦臥，厥冷喜熱等症，方可用溫散，然亦終無用滋補之法。即如傷寒瘥後，房事不慎，又發寒熱，謂之女勞復。此乃久虛之人，復患大症。依今人之見，尤宜峻補者也，而古人治之，用竹皮一升，煎湯服。然則無病而房後感風，更不宜用熱補矣。

故凡治病之法，總視目前之現症現脈。如果六脈沉遲，表裡皆畏寒的係三陰之寒證，即使其本領強壯，又絕欲十年，亦從陰治。若係所現脈證的係陽邪，發熱煩渴，並無三陰之症，即使其人本體虛弱，又復房勞過度，亦從陽治。

如《傷寒論》中陽明大熱之證，宜用葛根、白虎等方者。瞬息之間，轉入三陰，即改用溫補。若陰證轉陽證，亦即用涼散，此一定之法也。

近世唯喻嘉言先生能知此義，有《寓意草》中黃長人之傷寒案可見。餘人皆不知之，其殺人可勝道哉！

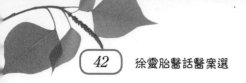

吐血不死咳嗽必死論

今之醫者，謂吐血為虛勞之病，此大謬也。

夫吐血有數種。大概咳者成勞，不咳者不成勞，間有吐時偶咳者。當其吐血之時，狼狽頗甚，吐血即瘥，皆不成勞，何也？其吐血一止，則周身無病，飲食如故，而精神生矣。即使亡血之後，或陰虛內熱，或筋骨疼痛，皆可服藥而瘥。若咳嗽則血止而病仍在，日嗽夜嗽，痰壅氣升，多則三年，少則一年而死矣。

蓋咳嗽不止，則腎中之元氣震盪不寧，肺為腎之母，母病則子亦病故也。又肺為五臟之華蓋，經云：穀氣入胃，以傳於肺，五臟六腑，皆以受氣，其清者為營，濁者為衛，是則臟腑皆取精於肺。肺病則不能輸精於臟腑，一年而臟腑皆枯，三年而臟腑竭矣，故咳嗽為真勞不治之疾也。

然亦有咳嗽而不死者，其嗽亦有時稍緩，其飲食起居不甚變。又其人善於調攝，延至三年之後，起居如舊，間或一發，靜養即癒，此乃百中難得一者也。更有不咳之人，血證屢發，肝竭肺傷，亦變咳嗽，久而亦死。此則不善調攝，以輕變重也。執此以決血證之死生，百不一失矣。

胎產論

婦科之最重者二端，墮胎與難產耳。世之治墮胎

者，往往純用滋補；治難產者，往往專於攻下。二者皆非也。

　　蓋半產之故非一端，由於虛滑者，十之一二；由於內熱者，十之八九。蓋胎唯賴血以養，故得胎之後，經事不行者，因沖任之血皆為胎所吸，無餘血下行也。苟血或不足，則胎枯竭而下墮矣。其血所以不足之故，皆由內熱火盛，陽旺而陰虧也，故古人養胎之方，專以黃芩為主。又血之生，必由於脾胃。經云：營衛之道，納穀為寶，故又以白朮佐之。乃世之人，專以參耆補氣，熟地滯胃，氣旺則火盛，胃濕則不運，生化之源衰，而血益少矣。

　　至於產育之事，乃天地化育之常，本無危險之理，險者千不得一。世之遭厄難者，乃人事之未工也。其法在乎產婦，不可令早用力。蓋胎必轉而後下，早用力，而胎先下墜，斷難舒轉，於是橫生倒產之害生。又用力則胞漿驟下，胎已枯澀，何由能產？此病不但產子之家不知，即收生穩婆亦有不知者。

　　至於用藥之法，則交骨不開，胎元不轉，種種諸症，各有專方。其外或宜潤，或宜降，或宜溫，或宜涼，亦當隨症施治。

　　其大端以養血為主，蓋血足則諸症自退也。至於易產強健之產婦，最多卒死。蓋大脫血之後，衝任空虛，經脈嬌脆，健婦不以為意。輕舉妄動，用力稍重，衝脈斷裂，氣冒血崩，死在頃刻。

　　尤忌舉手上頭，如是死者，吾見極多。不知者以為

奇異，實理之常。生產之家，不可不知也。

病有不必服藥論

天下之病，竟有不宜服藥者，如黃疸之類是也。黃疸之症，仲景原有煎方。然輕者用之俱效，而重者俱不效，何也？

蓋疸之重者，其肋中有囊以裹黃水，其囊並無出路，藥只在囊外，不入囊中，所服之藥，非補邪即傷正，故反有害。若輕病則囊尚未成，服藥有效，至囊成之後，則百無一效。必須用輕透之方，或破其囊，或消其水。另有秘方傳授，非泛然煎丸之所能治也。痰飲之病，亦有囊，常藥亦不能癒。

外此如吐血久痞等疾，得藥之益者甚少，受藥誤者甚多。如無至穩必效之方，不過以身試藥，則寧以不服藥為中醫矣！

方藥離合論

方之與藥，似合而實離也。得天地之氣，成一物之性，各有功能，可以變易血氣以除疾病，此藥之力也。然草木之性，與人殊體，入人腸胃，何以能如人之所欲，以致其效？

聖人為之制方以調劑之，或用以專攻，或用以兼治，或相輔者，或相反者，或相用者，或相制者，故方

之既成，能使藥各全其性，亦能使藥各失其性。操縱之法，有大權焉。此方之妙也。

若夫按病用藥，藥雖切中，而立方無法，謂之有藥無方；或守一方以治病，方雖良善，而其藥有一二味與病不相關者，謂之有方無藥。譬之作書之法，用筆已工，而配合顛倒；與夫字形具備，而點畫不成者，皆不得謂之能書。

故善醫者分觀之，而無藥弗切於病情；合觀之，而無方不本於古法，然後用而弗效，則病之故也，非醫之罪也。而不然者，即偶或取效，隱害必多，則亦同於殺人而已矣。至於方之大小奇偶之法，則《內經》詳言之，茲不復贅云。

古方加減論

古人制方之義，微妙精詳，不可思議。蓋其審察病情，辨別經絡，參考藥性，斟酌輕重，其於所治之病，不爽毫髮。故不必有奇品異術，而沉痼艱險之疾投之輒有神效，此漢以前之方也。

但生民之疾病，不可勝窮，若必每病制一方，是曷有盡期乎？故古人即有加減之法，其病大端相同，而所現之症或不同，則不必更立一方，即於是方之內，因其現症之異，而為之加減。

如《傷寒論》中，治太陽病用桂枝湯，若見項背強者，則用桂枝加葛根湯；喘者，則用桂枝加厚朴杏子

湯；下後脈促胸滿者，桂枝去白芍湯；更惡寒者，去白芍加附子湯，此猶以藥為加減者也。若桂枝麻黃各半湯，則以兩方為加減矣。若發奔豚者用桂枝為加桂枝湯，則又以藥之輕重為加減矣。然一二味加減，雖不易本方之名，而必明著其加減之藥。若桂枝湯倍用芍藥而加飴糖，則又不名桂枝加飴糖湯，而為建中湯。其藥雖同，而義已別，則立名亦異。古法之嚴如此。

後之醫者，不識此義，而又欲託名用古，取古方中一二味，則即以某方目之。如用柴胡，則即曰小柴胡湯，不知小柴胡之力，全在人參也。用豬苓、澤瀉，即曰五苓散，不知五苓之妙，專在桂枝也。

去其要藥，雜以他藥，而仍以其方目之。用而不效，不知自咎，或則歸咎於病，或則歸咎於藥，以為古方不可治今病，嗟呼！即使果識其病而用古方，支離零亂，豈有效乎？遂相戒以為古方難用，不知全失古方精義，故與病毫無益而反有害也。

然則，當何如？曰：能識病情與古方合者，則全用之；有別症，則據古法加減之；如不盡合，則依古方之法，將古方所用之藥，而去取損益之。必使無一藥之不對症，自然不背於古人之法，而所投必有神效矣！

方劑古今論

後世之方已不知幾億萬矣，此皆不足以名方者也。昔者，聖人之制方也，推藥理之本原，識藥性之專能，

察氣味之從逆，審臟腑之好惡，合君臣之配偶，而又探索病源，推求經絡。其思遠，其義精，味不過三四，而其用變化不窮。聖人之智，真與天地同體，非人之心思所能及也。上古至今，千聖相傳，無敢失墜。

至張仲景先生，復申明用法，設為問難，注明主治之症，其《傷寒論》、《金匱要略》集千聖之大成，以承先而啟後，萬世不能出其範圍。此之謂古方，與《內經》並垂不朽者。其前後名家如倉公、扁鵲、華佗、孫思邈諸人，各有師承，而淵源又與仲景微別，然猶自成一家。但不能與《靈樞》、《素問》、《神農本草經》一線相傳為宗枝正脈耳。

既而積習相仍，每著一書，必自撰方千百。唐時諸公，用藥雖博，已乏化機。至於宋人，並不知藥，其方亦板實膚淺。元時號稱極盛，各立門庭，徒逞私見。迨乎有明，蹈襲元人緒餘而已。

今之醫者，動云古方，不知古方之稱，其指不一。若謂上古之方，則自仲景先生流傳以外無幾也；如謂宋元所制之方，則其可法可傳者絕少，不合法而荒謬者甚多，豈可奉為典章？若謂自明人以前，皆稱古方，則其方不下數百萬，夫常用之藥，不過數百品，而為方數百萬，隨拈幾味，皆已成方，何必定云某方也？嗟！嗟！古之方何其嚴，今之方何其易，其間亦有奇巧之法，用藥之妙，未必不能

補古人之所未及可備參考者。然其大經大法，則萬不能及。其中更有違經背法之方，反足貽害。安得有學

之士為之擇而存之，集其大成，刪其無當，實千古之盛
舉。余蓋有志而未遑矣！

單方論

單方者，藥不過一二味，治不過一二症，而其效則
甚捷。用而不中，亦能害人，即世所謂海上方者是也，
其源起於本草。

蓋古之聖人，辨藥物之性，則必著其功用，如逐
風、逐寒、解毒、定痛之類。凡人所患之症，止一二
端，則以一藥治之，藥專則力厚，自有奇效。若病兼數
症，則必合數藥而成方。至後世藥品日增，單方日多，
有效有不效矣。

若夫外內之感，其中自有傳變之道，虛實之殊，久
暫之別，深淺之分，及夫人性各殊，天時各異，此非守
經達權者不能治。若皆以單方治之，則藥性專而無制，
偏而不醇，有利必有害。故醫者不可以此嘗試，此經方
之所以為貴也。然參考以廣識見，且為急救之備，或為
專攻之法，是亦不可不知者也。

禁方論

天地有好生之德，聖人有大公之心，立方以治病，
使天下共知之，豈非天地聖人之至願哉？然而方之有
禁，則何也？其故有二：

一則懼天下之輕視夫道也。

夫經方之治病，視其人學問之高下，以為效驗，故或用之而癒，或用之而反害，變化無定，此大公之法也。若禁方者，義有所不解，機有所莫測。其傳也，往往出於奇人隱士，仙佛鬼神，其遇之也甚難，則愛護之必至。若輕以授人，必生輕易之心，所以方家往往愛惜，此乃人之情也。

一則恐發天地之機也。

禁方之藥，其制法必奇，其配合必巧，竊陰陽之柄，窺造化之機，其修合必虔誠敬慎，少犯禁忌，則藥無驗。若輕以示人，則氣泄而有不神，此又陰陽之理也。《靈樞·禁服篇》：黃帝謂雷公曰：此先師之所禁，割臂歃血之盟也。故黃帝有蘭台之藏，長桑君有無泄之戒，古聖皆然。

若夫詭詐之人，專欲圖利，託名禁方，欺世惑眾。更有修煉熱藥，長欲導淫，名為養生，實速其死。此乃江湖惡習，聖人之所以誅也。又有古之禁方，傳之已廣，載入醫書中，與經方並垂，有識者自能擇之也。

古今方劑大小論

今人以古人氣體充實，故方劑分兩甚重，此無稽之說也。自三代至漢晉，升斗權衡，雖有異同，以今較之，不過十分之二（余親見漢時有六升銅量，容今之一升二合）。如桂枝湯，傷寒大劑也。桂枝、芍藥各三

兩，甘草二兩，共八兩為一劑。在今只一兩六錢，又分三服，則一服不過五錢三分零。他方間有藥品多者，亦不過倍之而已。況古時之藥，醫者自備，俱用鮮者，分兩以鮮者為準，乾則折算。如半夏、麥冬之類，皆生大而乾小。至附子則野生者甚小，後人種之乃肥大，皆有確證。

今人每方必十餘味，每味三四錢，則一劑重三兩外矣。更有熟地用至四兩一劑者，尤屬可怪。古丸藥如烏梅丸，每服如桐子大二十丸，今秤不過二三分，今則用三四錢至七八錢矣。古末藥用方寸匕，不過今之六七分，今服三四錢矣。

古人之用藥，分兩未嘗重於今日。《周禮·遺人》：凡萬民之食，食者人四釜，六斗四升曰釜，四釜共二石五斗六升，為人一月之食，則每日食八升有餘矣。

蓋一升只二合也。二十年來，時醫誤閱古方，增重分兩，此風日熾。即使對病，元氣不勝藥力，亦必有害，況更與病相反，害不尤速乎？既不考古，又無師授，無怪乎其動成笑柄也。

藥誤不即死論

古人治法，無一方不對病，無一藥不對症。如是而病猶不癒，此乃病本不可癒，非醫之咎也。後世醫失其傳，病之名亦不能知，宜其胸中毫無所主也。

凡一病有一病之名，如中風，總名也，其類有偏

枯、痿痹、風痱、曆節之殊，而諸證之中，又各有數症，各有定名，各有主方。又如水腫，總名也，其類有皮水、正水、石水、風水之殊，而諸證又各有數症，各有定名，各有主方。凡病盡然。

醫者必能實指其何名，遵古人所主何方，加減何藥，自有法度可循。乃不論何病，總以陰虛、陽虛等籠統之談概之，而試以籠統不切之藥。然亦竟有癒者，或其病本輕，適欲自癒；或偶有一二對症之藥，亦奏小效。皆屬誤治。

其得免於殺人之名者，何也？蓋殺人之藥，必大毒如砒鴆之類，或大熱大寒峻厲之品，又適與病相反，服後立見其危。若尋常之品，不過不能癒病，或反增他病耳，不即死也。久而病氣自退，正氣自複，無不癒者。間有遷延日久，或隱受其害而死。

更或屢換庸醫，遍試諸藥，久而病氣益深，元氣竭亦死。又有初因誤治，變成他病，輾轉而死。又有始服有小效，久服太過，反增他病而死。

蓋日日診視，小效則以為可癒，小劇又以為難治，並無誤治之形，確有誤治之實。病家以為病久不瘥，自然不起，非醫之咎，因其不即死而不之罪，其實則真殺之而不覺也。若夫誤投峻厲相反之藥，服後顯然為害，此其殺人，人人能知之矣。唯誤服參附峻厲之藥而即死者，則病家之所甘心，必不歸咎於醫。故醫者雖自知其誤，必不以此為戒而易其術也。

藥石性同用異論

一藥有一藥之性情功效，某藥能治某病，古方中用之以治某病，此顯而易見者。然一藥不止一方用之，他方用之亦效，何也？蓋藥之功用，不止一端。在此方則取其此長，在彼方則取其彼長。真知其功效之實，自能曲中病情而得其力。

迨至後世，一藥所治之病愈多而亦效者，蓋古人尚未盡知之，後人屢試而後知，所以歷代本草所注藥性，較之《神農本草經》所注功用增益數倍，蓋以此也。但其中有當有不當，不若《神農本草經》字字精切耳。又同一熱藥，而附子之熱與乾薑之熱，迥乎不同；同一寒藥，而石膏之寒與黃連之寒，迥乎不同。一或誤用，禍害立至。

蓋古人用藥之法，並不專取其寒熱溫涼補瀉之性也。或取其氣，或取其味，或取其色，或取其形，或取其所生之方，或取嗜好之偏，其藥似與病情之寒熱溫涼補瀉若不相關，而投之反有神效。古方中如此者，不可枚舉。

學者必將《神農本草經》字字求其精義之所在，而參以仲景諸方，則聖人之精理自能洞曉。而已之立方，亦必有奇思妙想，深入病機，而天下無難治之症也。

劫劑論

世有奸醫，利人之財，取效於一時，不顧人之生死者，謂之劫劑。劫劑者，以重藥奪截邪氣也。夫邪之中人，不能使之一時即出，必漸消漸托而後盡焉。

今欲一日見效，勢必用猛厲之藥與邪相爭，或用峻補之藥遏抑邪氣。藥猛厲則邪氣暫伏而正亦傷，藥峻補則正氣驟發而邪內陷。一時似乎有效，及至藥力盡而邪復來，元氣已大壞矣。

如病者身熱甚，不散其熱，而以沉寒之藥遏之；腹痛甚，不求其因，而以香燥禦之；瀉痢甚，不去其積，而以收斂之藥塞之之類，此峻厲之法也。

若邪盛而投以大劑參附，一時陽氣大旺，病氣必潛藏，自然神氣略定。越一二日，元氣與邪氣相併，反助邪而肆其毒，為禍尤烈，此峻補之法也。

此等害人之術，奸醫以此欺人而騙財者十之五。庸醫不知而效尤以害人者，亦十之五。為醫者可不自省，病家亦不可不察也。

制藥論

制藥之法，古方甚少，而最詳於宋之雷斆，今世所傳《雷公炮炙論》是也。後世制藥之法，日多一日，內中亦有至無理者，固不可從；若其微妙之處，實有精義

存焉。

　　凡物氣厚力大者，無有不偏，偏則有利必有害。欲取其利而去其害，則用法以制之，則藥性之偏者醇矣。其制之義又各不同，或以相反為制，或以相資為制，或以相惡為制，或以相畏為制，或以相喜為制。而制法又復不同，或制其形，或制其性，或制其味，或制其質，此皆巧於用藥之法也。

　　古方制藥無多，其立方之法，配合氣性，如桂枝湯中用白芍，亦即有相制之理，故不必每藥制之也。若後世好奇炫異之人，必求貴重怪僻之物，其制法大費工本，以神其說。此乃好奇尚異之人造作，以欺誑富貴人之法，不足憑也。唯平和而有理者為可從耳。

人參論

　　天下之害人者，殺其身未必破其家，破其家未必殺其身。先破人之家而後殺其身者，人參也。

　　夫人參用之而當，實能補養元氣，拯救危險。然不可謂天下之死人皆能生之也。其為物氣盛而力厚，不論風寒暑濕、痰火鬱結皆能補塞。故病人如果邪去正衰，用之固宜。或邪微而正亦憊，或邪深而正氣怯弱，不能逐之於外，則於除邪藥中投之，以為驅邪之助。然又必審其輕重而後用之，自然有扶危定傾之功。

　　乃不察其有邪無邪，是虛是實，又佐以純補溫熱之品，將邪氣盡行補住。輕者邪氣永不復出，重者即死

矣。夫醫者之所以遇疾即用，而病家服之死而無悔者，何也？

蓋愚人之心，皆以價貴為良藥，價賤為劣藥。而常人之情，無不好補而惡攻。故服參而死，即使明知其誤，然以為服人參而死，則醫者之力已竭，而人子之心已盡，此命數使然，可以無恨矣。若服攻削之藥而死，即使用藥不誤，病實難治，而醫者之罪已不可勝誅矣。

故人參者，乃醫家邀功避罪之聖藥也。病家如此，醫家如此，而害人無窮矣！更有駭者，或以用人參為冠冕，或以用人參為有力量，又因其貴重，深信以為必能挽回造化，故毅然用之。孰知人參一用，凡病之有邪者即死，其不死者亦終身不得癒乎！

其破家之故，何也？蓋向日之人參，不過一二換，多者三四換。今則其價十倍，其所服又非一錢二錢而止。小康之家，服二三兩而家已蕩然矣。夫人情於死生之際，何求不得，寧恤破家乎？醫者全不一念，輕將人參立方。用而不遵，在父為不慈，在子為不孝，在夫婦昆弟為忍心害理，並有親戚朋友責罰痛罵，即使明知無益，姑以此塞責。

又有孝子慈父，幸其或生，竭力以謀之，遂使貧窶之家，病或稍癒，一家終身凍餒。若仍不救，棺殮俱無，賣妻鬻子，全家覆敗。

醫者誤治，殺人可恕，而逞己之意，日日害人破家，其惡甚於盜賊，可不慎哉！吾願天下之人，斷不可以人參為起死回生之藥而必服之。

醫者必審其病，實係純虛，非參不治，服必萬全，然後用之。又必量其家業，尚可以支援，不至用參之後死生無靠，然後節省用之。一以惜物力，一以全人之命，一以保人之家。如此存心，自然天降之福。若如近日之醫，殺命破家於人不知之地，恐天之降禍，亦在人不知之地也，可不慎哉！

用藥如用兵論

聖人之所以全民生也，五穀為養，五果為助，五畜為益，五菜為充，而毒藥則以之攻邪。故雖甘草、人參，誤用致害，皆毒藥之類也。古人好服食者，必生奇疾，猶之好戰勝者，必有奇殃。

是故兵之設也以除暴，不得已而後興；藥之設也以攻疾，亦不得已而後用，其道同也。故病之為患也，小則耗精，大能傷命，隱然一敵國也。以草木偏性，攻臟腑之偏勝，必能知彼知己，多方以制之，而後無喪身殞命之憂。

是故傳經之邪而先奪其未至，則所以斷敵之要道也。橫暴之疾而急保其未病，則所以守我之岩疆也。挾宿食而病者，先除其食，則敵之資糧已焚。合舊疾而發者，必防其併，則敵之內應既絕。

辨經絡而無泛用之藥，此之謂響導之師；因寒熱而有反用之方，此之謂行間之術。一病而分治之，則用寡可以勝眾，使前後不相救而勢自衰；數病而合治之，則

並力搗其中堅，使離散無所統，而眾悉潰。病方進則不治其太甚，固守元氣所以老其師；病方衰，則必究其所之，更益精銳，所以搗其穴。

若夫虛邪之體攻不可過，本和平之藥而以峻藥補之，衰敝之日不可窮民力也；實邪之傷攻不可緩，用峻厲之藥而以常藥和之，富強之國可以振威武也。然而選材必當，器械必良，克期不衍，佈陣有方，此又不可更僕數也。孫武子十三篇，治病之法盡之矣。

執方治病論

古人用藥立方，先陳列病症，然後云某方主之。若其症少有出入，則有加減之法，附於後方。可知方中之藥，必與所現之症纖悉皆合，無一味虛設，乃用此方毫無通融也。

又有一病而云某方亦主之者，其方或稍有異同，或竟不同，可知一病並不止一方所能治。今乃病名稍似，而其中之現症全然不同，乃亦以此方施治，則其藥皆不對症矣。並有病名雖一，病形相反，亦用此方，則其中盡屬相反之藥矣。

總之，欲用古方，必先審病者所患之症，悉與古方前所陳列之症皆合。更檢方中所用之藥，無一不與所現之症相合，然後施用，否則必須加減。無可加減，則另擇一方，斷不可道聽塗說，聞某方可以治某病，不論其因之異同，症之出入，而冒昧施治。雖所用悉本於古

方，而害益大矣。

湯藥不足盡病論

《內經》治病之法，針灸為本，而佐之以砭石、熨浴、導引、按摩、酒醴等法。病各有宜，缺一不可。蓋服藥之功，入腸胃而氣四達，未嘗不能行於臟腑經絡。若邪在筋骨肌肉之中，則病屬有形，藥之氣味不能奏功也。故必用針灸等法，即從病之所在，調其血氣，逐其風寒，為實而可據也。

況即以服藥論，止用湯劑亦不能盡病。蓋湯者，蕩也，其行速，其質輕，其力易過而不留，唯病在榮衛腸胃者，其效更速。其餘諸病，有宜丸、宜散、宜膏者，必醫者預備，以待一時急用，視其病之所在，而委曲施治，則病無遁形。

故天下無難治之症，而所投輒有神效，扁鵲、倉公所謂禁方者是也。若今之醫者，只以一煎方為治，唯病後調理則用滋補丸散，盡廢聖人之良法。即使用藥不誤，而與病不相入，則終難取效。故扁鵲云：人之所患，患病多；醫之所患，患道少。近日病變愈多，而醫家之道愈少，此痼疾之所以日多也。

本草古今論

本草之始，昉於神農，藥止三百六十品。此乃開天

之聖人，與天地為一體，實能探造化之精，窮萬物之理，字字精確，非若後人推測而知之者。故對症施治，其應若響。仲景諸方之藥，悉本此書。藥品不多，而神明變化已無病不治矣。

迨其後，藥味日多，至陶弘景倍之，而為七百二十品。後世日增一日，凡華夷之奇草逸品，試而有效，醫家皆取而用之，代有成書。至明代李時珍增益唐慎微《證類本草》為《本草綱目》，考其異同，辨其真偽，原其生產，集諸家之說而本草更大備，此藥味由少而多之故也。

至其功用，則亦後人試驗而知之，故其所治之病益廣。然皆不若《神農本草經》之純正真確。故宋人有云：用神農之品無不效，而弘景所增已不甚效，若後世所增之藥則尤有不足憑者。

至其詮釋，大半皆視古方用此藥醫某病，則增注之。或古方治某病，其藥不止一品，而誤以方中此藥為專治此病者有之；更有己意推測而知者；又或偶癒一病，實非此藥之功，而強著其效者，種種難信。至張潔古、李東垣輩，以某藥專派入某經，則更穿鑿矣，其詳在「治病不必分經絡臟腑」篇。

故論本草，必以神農為本，而他說則必審擇而從之，更必驗之於病而後信。又必考古方中所曾用者乃可採取，餘則只可於單方外治之法用之。又有後世所謂之奇藥，或出於深山窮谷，或出於殊方異域，前世所未嘗有者，後人用之，往往有奇效。此乃偏方異氣之所鍾，

造物之機，久而愈泄，能治古方所不能治之奇病。博物
君子亦宜識之，以廣見聞，此又在本草之外者矣。

藥性變遷論

古方所用之藥，當時效驗顯著，而本草載其功用鑿
鑿者，今依方施用，竟有應與不應，其故何哉？

蓋有數端焉：

一則地氣之殊也。當時初用之始，必有所產之地，
此乃其本生之土，故氣厚而力全；以後傳種他方，則地
氣移而力薄矣。

一則種類之異也。凡物之種類不一，古人所採，必
至貴之種。後世相傳，必擇其易於繁衍者而種之，未必
皆種之至貴者。物雖非偽，而種則殊矣。

一則天生與人力之異也。當時所採，皆生於山谷之
中，元氣未泄，故得氣獨厚。今皆人功種植，既非山谷
之真氣，又加灌溉之功，則性平淡而薄劣矣。

一則名實之訛也。當時藥不市賣，皆醫者自取而備
之。迨其後，有不常用之品，後人欲得而用之，尋求採
訪，或誤以他物充之，或以別種代之。又肆中未備，以
近似者欺人取利，此藥遂失其真矣。

其變遷之因，實非一端。

藥性既殊，即審病極真，處方極當，奈其藥非當時
之藥，即效亦不可必矣。今之醫者，唯知定方，其藥則
唯病家取之肆中，所以真假莫辨。雖有神醫，不能以假

藥治真病也。

藥性專長論

　　藥之治病，有可解者，有不可解者。

　　如性熱能治寒，性燥能治濕，芳香則通氣，滋潤則生津，此可解者也。如同一發散也，而桂枝則散太陽之邪，柴胡則散少陽之邪。同一滋陰也，而麥冬則滋肺之陰，生地則滋腎之陰。同一解毒也，而雄黃則解蛇蟲之毒，甘草則解飲食之毒，已有不可盡解者。

　　至如鱉甲之消痞塊，使君子之殺蛔蟲，赤小豆之消膚腫，蕤仁生服不眠，熟服多眠，白鶴花之不腐肉而腐骨，則尤不可解者。此乃藥性之專長，即所謂單方秘方也。然人只知不可解者之為專長，而不知常用藥之中，亦各有專長之功。後人或不知之，而不能用，或日用而忽焉，皆不能盡收藥之功效者也。

　　故醫者，當廣集奇方，深明藥理，然後奇症當前，皆有治法，變化不窮。當年神農著《神農本草經》之時，既不能睹形而即識其性，又不可每藥歷試而知，竟能深識其功能而所投必效，豈非與造化相為默契，而非後人思慮之所能及者乎？

煎藥法論

　　煎藥之法，最宜深講，藥之效不效，全在乎此。夫

烹飪禽魚羊豕，失其調度，尚能損人，況藥專以之治病而可不講乎？其法載於古方之末者，種種各殊。

如麻黃湯，先煎麻黃去沫，然後加餘藥同煎，此主藥當先煎之法也。而桂枝湯又不必先煎桂枝，服藥後須啜熱粥以助藥力，又一法也。如茯苓桂枝甘草大棗湯，則以甘瀾水先煎茯苓。如五苓散則以白飲和服，服後又當多飲暖水。小建中湯則先煎五味，去渣而後納飴糖。大柴胡湯則煎減半，去渣再煎。柴胡加龍骨牡蠣湯則煎藥成而後納大黃。其煎之多寡，或煎水減半，或十分煎去二三分，或止煎一二十沸，煎藥之法，不可勝者，皆各有意義。

大都發散之藥及芳香之藥，不宜多煎，取其生而疏蕩；補益滋膩之藥宜多煎，取其熟而停蓄。此其總訣也。故方藥雖中病，而煎法失度，其藥必無效。蓋病家之常服藥者，或尚能依法為之；其粗魯貧苦之家，安能如法制度？所以病難癒也。若今之醫者，亦不能知之矣，況病家乎？

服藥法論

病之癒不癒，不但方必中病，方雖中病，而服之不得其法則非特無功，而反有害，此不可不知也。

如發散之劑，欲驅風寒出之於外，必熱服而暖覆其體，令藥氣行於榮衛，熱氣周遍，挾風寒而從汗解。若半溫而飲之，仍當風坐立，或僅寂然安臥，則藥留腸

胃,不能得汗,風寒無暗消之理,而榮氣反為風藥所傷矣。

通利之藥,欲其化積滯而達之於下也,必空腹頓服,使藥性鼓動,推其垢濁從大便解。若與飲食雜投,則新舊混雜,而藥氣與食物相亂,則氣性不專而食積愈頑矣。

故《傷寒論》等書,服藥之法,宜熱宜溫,宜涼宜冷,宜緩宜急,宜多宜少,宜早宜晚,宜飽宜饑,更有宜湯不宜散,宜散不宜丸,宜膏不宜丸。其輕重大小,上下表裡,治法各有當。此皆一定之至理,深思其義,必有得於心也。

醫必備藥論

古之醫者,所用之藥皆自備之。《內經》云:司氣備物,則無遺主矣。當時韓康賣藥,非賣藥也,即治病也。韓文公《進學解》云:牛溲馬渤,敗鼓之皮,俱收並蓄,待用無遺,醫師之良也。今北方人稱醫者為賣藥先生,則醫者之自備藥可知。

自宋以後,漸有寫方不備藥之醫,其藥皆取之肆中,今則舉世皆然。夫賣藥者不知醫,猶之可也。乃行醫者竟不知藥,則藥之是非真偽,全然不問,醫者與藥不相謀,方即不誤而藥之誤多矣。

又古聖人之治病,唯感冒之疾則以煎劑為主,餘者皆用丸散為多。其丸散有非一時所能合者,倘有急迫之

疾必須丸散，俟丸散合就，而人已死矣。又有一病只須一丸而癒，合藥不可只合一丸。若使病家為一人而合一料，則一丸之外，皆為無用。唯醫家合之，留待當用者用之，不終棄也。

又有不常用、不易得之藥，儲之數年，難遇一用，藥肆之中，因無人問，則亦不備。唯醫者自蓄之，乃可待不時之需耳。至於外科所用之煎方，不過通散營衛耳。若護心托毒，全賴各種丸散之力，其藥皆貴重難得及鍛鍊之物，修合非一二日之功，而所費又大，亦不得為一人只合一二丸。

若外治之圍藥、塗藥、升藥、降藥，護肌腐肉，止血行瘀，定痛煞癢，提膿呼毒，生肉生皮，續筋連骨；又有薰蒸烙灸，吊洗點漐等藥，種種各異，更復每症不同，皆非一時所得備，尤必須平時預合。

乃今之醫者，既不知其方，亦不講其法，又無資本以蓄藥料，偶遇一大症，內科則一煎方之外，更無別方；外科則膏藥之外，更無餘藥。即有之，亦唯取極賤極易得之一二味，以為應酬之具，則安能使極危、極險、極奇、極惡之症，令起死回生乎？故藥者，醫家不可不全備者也。

乩方論

世有書符請仙而求方者，其所書之方，固有極淺、極陋、極不典，而不能治病且誤人者；亦有極高、極

古、極奇、極穩，以之治病而神效者。其仙或託名呂純陽，或託名張仲景，其方亦宛然純陽、仲景之遺法。此其事甚奇，然亦有理焉。

夫乩者，機也。人心之感召，無所不通，既誠心於求治，則必又能治病之鬼神應之。雖非真純陽、仲景，必先世之明於醫理，不遇於時而死者，其精靈一時不散，遊行於天地之間，因感而至以顯其能，而其人病適當癒，則獲遇之，此亦有其理也。

其方未必盡效，然皆必有意義，反不若世之時醫，用相反之藥以害人。唯決死生之處，不肯鑿鑿言之，此則天機不輕泄之故也。至於不通不典之方，則必持乩之術不工，或病家之心不誠，非真乩方也。

熱藥誤人最烈論

凡藥之誤人雖不中病，非與病相反者不能殺人。即與病相反，藥性平和者，不能殺人。與病相反，性又不平和，而用藥甚輕，不能殺人。性既相反，藥劑又重，其方中有幾味中病者，或有幾味能解此藥性者，亦不能殺人。兼此數害，或其人病甚輕，或其人精力壯盛，亦不能殺人。

蓋誤藥殺人，如此之難也，所以世之醫者，大半皆誤，亦不見其日殺數人也。即使殺之，乃輾轉因循，以至於死，死者不覺也。其有幸而不死或漸自癒者，反指所誤用之藥以為此方之功效，又轉以之誤治他人矣。所

以終身誤人而不自知其咎也。

唯大熱大燥之藥，則殺人為最烈。蓋熱性之藥，往往有毒；又陽性急暴，一入臟腑，則血湧氣升。若其人陰氣本虛，或當天時酷暑，或其人傷暑傷熱，一投熱劑，兩火相爭，目赤便閉，舌燥齒乾，口渴心煩，肌裂神躁，種種惡候，一時俱發。

醫者及病家俱不察，或云更宜引火歸元，或云此是陰證，當加重其熱藥而佐以大補之品。其人七竅皆血，呼號宛轉，狀如服毒而死。病家全不以為咎，醫者亦揚揚自得，以為病勢當然。

總之，愚人喜服補熱，雖死不悔，我目中所見不一，垂涕泣而道之，而醫者與病家，無一能聽從者，豈非所謂命哉！夫大寒之藥，亦能殺人，其勢必緩，猶為可救，不若大熱之藥，斷斷不可救也。至於極輕淡之藥，誤用亦能殺人，此乃其人之本領甚薄，或勢已危殆，故小誤即能生變，此又不可全歸咎於醫殺之了。

薄貼論

今所用之膏藥，古人謂之薄貼，其用大端有二：一以治表，一以治裡。治表者，如呼膿去腐，止痛生肌，並遮風護肉之類。其膏宜輕薄而日換，此理人所易知；治裡者，或驅風寒，或和氣血，或消痰痞，或壯筋骨，其方甚多，藥亦隨病加減。其膏宜重厚而久貼，此理人所難知，何也？

蓋人之疾病，由外以入內，其流行於經絡臟腑者，必服藥乃能驅之。若其病既有定所，在於皮膚筋骨之間，可按而得者，用膏貼之，閉塞其氣，使藥性從毛孔而入其腠理，通經貫絡，或提而出之，或攻而散之，較之服藥尤有力，此至妙之法也。

故凡病之氣聚血結而有形者，薄貼之法為良。但製膏之法，取藥必真，心志必誠，火候必至，方能有效，否則不能奏功。至於敷熨吊溻種種雜法，義亦相同，在善醫者通變之而已。

貌似古方欺人論

古聖人之立方，不過四五味而已。其審藥性，至精至當；其察病情，至真至確。方中所用之藥，必準對其病，而無毫髮之差，無一味泛用之藥，且能以一藥兼治數症，故其藥味雖少，而無症不賅。

後世之人，果能審其人之病，與古方所治之病無少異，則全用古方治之，無不立效。其如天下之風氣各殊，人之氣稟各異，則不得不依古人所製主病之方，略為增減，則藥味增矣。又或病同而症甚雜，未免欲兼顧，則隨症增一二味，而藥又增矣。故後世之方，藥味增多，非其好為雜亂也。

乃學不如古人，不能以一藥該數症，故變簡而為繁耳，此猶不失周詳之意。且古方之設，原有加減之法，病症雜出，亦有多品之劑，藥味至十餘種。自唐以後

之方，用藥漸多，皆此義也。乃近世之醫，動云效法漢方，藥止四五味，其四五味之藥，有用浮泛輕淡之品者，雖不中病，猶無大害。若趨時之輩，竟以人參、附子、乾薑、蒼朮、鹿茸、熟地等峻補辛熱之品，不論傷寒、暑濕，唯此數種輪流轉換以成一方，種種與病相反，每試必殺人。毫不自悔，既不辨病，又不審藥性，更不記方書，以為此乃漢人之法。嗚呼！今之所學漢人之方，何其害人如此之毒也！

其端起於近日之時醫，好為高論以欺人；又人情樂於溫補，而富貴之家尤甚。不如是則道不行，所以人爭效尤，以致貽害不息。安有讀書考古，深思體驗之君子，出而挽回之，亦世道生民之大幸也！

司天運氣論

邪說之外，有欺人之學，有耳食之學。

何謂欺人之學？好為高談奇論，以駭人聽聞；或剽襲前人之語，以示淵博，彼亦自知其為全然不解，但量他人亦莫之能深考也。此為欺人之學。

何謂耳食之學？或竊聽他人之說，或偶閱先古之書，略記數語，自信為已得其秘，大言不慚，以此動眾，所謂道聽塗說是也。如近人所談司天運氣之類是也。彼所謂司天運氣者，以為何氣司天，則是年民當何病。假如厥陰司天，風氣主之，則是年之病，皆當作風治。此等議論，所謂耳食也。

　　蓋司天運氣之說，黃帝不過言天人相應之理如此，其應驗先候於脈。凡遇少陰司天，則兩手寸口不應。厥陰司天，則右寸不應。太陰司天，則左寸不應。若在泉，則尺脈不應，亦如之。若脈不當其位則病，相反者死，此診脈之一法也。

　　至於病，則必觀是年歲氣勝與不勝。如厥陰司天，風淫所勝，民病心痛脅滿等症。倘是年風淫雖勝，而民另生他病，則不得亦指為風淫之病也。若是年風淫不勝，則又不當從風治矣。

　　經又云：相火之下，水氣乘之；水位之下，火氣乘之，五氣之勝皆然。此乃亢則害，承乃制之理。即使果勝，亦有相剋者乘之，更與司天之氣相反矣。

　　又云：初氣終三氣，天氣主之，勝之常也；四氣盡終氣，地氣主之，復之常也。有勝則復，無勝則否。則歲半以前屬司天，歲半以後又屬在泉，其中又有勝不勝之殊，其病更無定矣。

　　又云：厥陰司天，左少陰，右太陽，謂之左間、右間。六氣皆有左右間，每間主六十日，是一歲之中，復有六氣循環作主矣。其外又有南政、北政之反其位，天符歲會三合之不齊，太過不及之異氣。欲辨明分晰，終年不能盡其蘊。當時聖人不過言天地之氣運行旋轉如此耳。至於人之得病，則豈能一一與之盡合？一歲之中，不許有一人生他病乎？故《內經》治歲氣勝復，亦不分所以得病之因。

　　總之，見病治病，如風淫於內，則治以辛涼，六氣

皆有簡便易守之法。又云：治諸勝復，寒者熱之，熱者寒之，溫者清之，清者溫之，無問其數，以平為期。何等劃一。

凡運氣之道，言其深者，聖人有所不能知；及施之實用，則平正通達，人人易曉。但不若今之醫者所云，何氣司天，則生何病，正與《內經》圓機活法相背耳。

醫道通治道論

治身猶治天下也。天下之亂，有由乎天者，有由乎人者。由乎天者，如夏商水旱之災是也；由乎人者，如歷代季世之變是也。而人之病，有由乎先天者，有由乎後天者。由乎先天者，其人生而虛弱柔脆是也；由乎後天者，六淫之害，七情之感是也。先天之病，非其人之善養與服大藥，不能免於夭折。猶之天生之亂，非大聖大賢不能平也。後天之病，乃風寒暑濕燥火之疾，所謂外患也；喜怒憂思悲驚恐之害，所謂內憂也。

治外患者以攻勝，四郊不靖，而選將出師，速驅除之可也；臨辟雍而講禮樂，則敵在門矣。故邪氣未盡則輕而用補者，使邪氣內入而亡。治內傷者以養勝，綱紀不正，而崇儒講道，徐化導之可也。若任刑罰而嚴誅戮則禍益深矣。

故正氣不足而輕用攻者，使其正氣消盡而亡。然而大盛之世，不無玩民，故刑罰不廢，則補中之攻也。然使以小寇而遽起戎兵，是擾民矣。故補中之攻，不可

過也。征誅之年，亦修內政，故教養不弛，則攻中之補也。然以戎首而稍存姑息，則養寇矣。故攻中之補，不可誤也。

天下大事，以天下全力為之，則事不墮；天下小事，以一人從容處之則事不擾。患大病以大藥制之，則病氣無餘；患小病以小方處之，則正氣不傷。然而施治有時，先後有序，大小有方，輕重有度，疏密有數，純而不雜，整而不亂。所用之藥，各得其性，則器使之道；所處之方，各得其理，則調度之法。能即小以喻大，誰謂良醫之法，不可通於良相也？

五方異治論

人稟天地之氣以生，故其氣體隨地不同。西北之人，氣深而厚，凡受風寒，難於透出，宜用疏通重劑；東南之人，氣浮而薄，凡遇風寒，易於疏泄，宜用疏通輕劑。又西北地寒，當用溫熱之藥，然或有邪蘊於中而內反熱，則用辛寒為宜；東南地溫，當用清涼之品，然或有氣邪隨散則易於亡陽，又當用辛溫為宜。至交廣之地，則汗出無度，亡陽尤易，附桂為常用之品。若中州之卑濕，山陝之高燥，皆當隨地制宜。

故入其境，必問水土風俗而細調之，不但各府各別，即一縣之中風氣亦有迥殊者。並有所產之物，所出之泉，皆能致病，土人皆有極效之方，皆宜詳審訪察。若恃己之能，執己之見，治竟無功，反為士人所笑矣！

　　湖州長興縣有合溪，小兒飲此水，則腹中生痞。土人治法，用線掛頸，以兩頭按乳頭上，剪斷，即將此線掛轉，將兩頭向背脊上，一併拽齊。線頭盡處將黑點記脊上，用艾灸之，或三壯或七壯即消，永不再發。服藥無效。

病隨國運論

　　天地之氣運，數百年一更易，而國家之氣運亦應之。上古無論，即以近代言，如宋之末造，中原失陷，主弱臣弛，張潔古、李東垣輩立方，皆以補中宮，健脾胃，用剛燥扶陽之藥為主，《和劑局方》亦然。至於明季，主暗臣專，膏澤不下於民，故丹溪以下諸醫，皆以補陰益下為主。

　　至我本朝，運當極隆之會，聖聖相承，大權獨攬，朝綱整肅，惠澤旁流，此陽盛於上之明徵也。又冠飾朱纓，口燔煙草，五行唯火獨旺，故其為病，皆屬盛陽上越之證。數十年前，雲間老醫知此義者，往往專以芩、連、知、柏，挽回誤投溫補之人，應手奇效，此實與運氣相符。

　　近人不知此理，非唯不能隨症施治，並執寧過溫熱，毋過寒冷之說，偏於溫熱，又多矯枉過正之論。如中暑一證，或有伏陰在內者，當用大順散、理中湯，此乃千中之一。今則不論何人，凡屬中暑，皆用理中等湯，我目睹七竅皆裂而死者，不可勝數。至於托言祖述

東垣，用蒼朮等燥藥者，舉國皆然。此等惡習，皆由不知天時國運之理，誤引舊說以害人也。故古人云：不知天、地、人者，不可以為醫。

針灸失傳論

《靈樞》、《素問》兩經，其詳論臟腑經穴疾病等說，為針法言者，十之七八；為方藥言者，十之二三。上古之重針法如此，然針道難而方藥易，病者亦樂於服藥而苦於針。所以後世方藥盛行，而針法不講。

今之為針者，其顯然之失有十，而精微尚不與焉。兩經所言，十二經之出入起止，淺深左右，交錯不齊；其穴隨經上下，亦參差無定。今人只執同身寸，依左右一直豎量，並不依經曲折，則經非經而穴非穴，此一失也。

兩經治病，云某病取某穴者固多，其餘則指經而不指穴。如《靈樞‧終始篇》云：人迎一盛，瀉足少陽，補足厥陰；厥病篇云：厥頭痛，或取足陽明、太陰，或取手少陽、足少陰；耳聾取手陽明，嗌乾取足少陰。皆不言其穴，其中又有瀉子補母等義。今則每病指定幾穴，此二失也。

兩經論治，井、滎、輸、經、合最重。冬刺井，春刺滎，夏刺輸，長夏刺經，秋刺合。凡只言某經，而不言某穴者，大者皆指井滎五者為言。今則皆不講矣，此三失也。

　　補瀉之法，《內經》云：吸則內針，無令氣忤；靜以久留，無令邪布。吸則轉針，以得氣為故；候呼引針，呼盡乃去，大氣皆出為瀉。呼盡內針，靜以久留，以氣至為故；候吸引針，氣不得出，各在其處，推闔其門，令神氣存，大氣留止為補。又必迎其經氣，疾入而徐出，不按其痏為瀉；隨其經氣，徐內而疾出，即按其痏為補，其法多端。今則轉針之時，以大指推出為瀉，搓入為補，此四失也。

　　納針之後，必候其氣。刺實者，陰氣隆至乃去針；刺虛者，陽氣隆至乃出針。氣不至，無問其數，氣至即去之，勿復針。《難經》云：先以左手壓按所針之處，彈而努之，爪而下之。其氣來如動脈之狀，順而刺之。得氣因而推內之，是謂補。動而伸之，是謂瀉。今則時時轉動，俟針下寬轉，而後出針，不問氣之至與不至，此五失也。

　　凡針之深淺，隨時不同。春氣在毛，夏氣在皮膚，秋氣在肌肉，冬氣在筋骨，故春夏刺淺，秋冬刺深，反此有害。今則不論四時，分寸各有定數，此六失也。

　　古之用針，凡瘧疾、傷寒、寒熱咳嗽，一切臟腑七竅等病，無所不治。今則只治經脈形體、痿痹屈伸等病而已，此七失也。

　　古人刺法，取血甚多，《靈樞》血絡論言之最詳。而頭痛腰痛，尤必大瀉其血，凡血絡有邪者，必盡去之。若血射出而黑，必令變色，見赤血而止，否則病不除而反有害。今人則偶爾見血，病者醫者已惶恐失據，

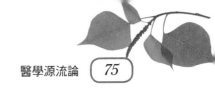

病何由除？此八失也。

《內經》刺法，有九變十二節。九變者，輸刺、遠道刺、經刺、絡刺、分刺、大寫刺、毛刺、巨刺、淬刺。十二節者，偶刺、報刺、恢刺、齊刺、揚刺、直針刺、輸刺、短刺、浮刺、陰刺、傍刺、贊刺。以上二十一法，視病所宜，不可更易，一法不備，則一病不癒。今則只直刺一法，此九失也。

古之針制有九：鑱針、圓針、鍉針、鋒針、鈹針、圓利針、毫針、長針、大針，亦隨病所宜而用，一失其制，則病不應。今則大者如員針，小者如毫針而已，豈能治痼疾暴氣？此十失也。

其大端之失已如此，而其尤要者，更在神志專一，手法精嚴。《內經》云：神在秋毫，屬意病者，審視血脈，刺之無殆。

又云：經氣已至，慎守勿失，深淺在志，遠近若一，如臨深淵，手如握虎，神無營於眾物。又云：伏如橫弩，起如發機。其專精敏妙如此。

今之醫者，隨手下針，漫不經意，即使針法如古，志不凝而機不達，猶恐無效，況乎全與古法相背乎？其外更有先後之序，迎隨之異，貴賤之殊，勞逸之分，肥瘦之度，多少之數，更仆難窮。果能潛心體察，以合聖度，必有神功。

其如人之畏難就易，盡違古法，所以世之視針甚輕，而其術亦不甚行也。若灸之一法，則較之針所治之病，不過十之一二。知針之理，則灸又易易耳。

水病針法論

　　凡刺之法，不過補瀉經絡，袪邪納氣而已。其取穴甚少，唯水病風痊（ㄕㄨㄟˋ，腫病）膚脹，必刺五十七穴。又云：皮膚之血盡取之，何也？

　　蓋水旺必剋脾土，脾土衰，則遍身皮肉皆腫，不特一經之中有水氣矣。若僅刺一經，則一經所過之地，水自漸消，而他經之水不消，則四面會聚併一經，已瀉之水亦仍滿矣。故必周身腫滿之處，皆刺而瀉之，然後其水不復聚耳。此五十七穴者，皆臟之經絡，水之所容也。此與大禹治洪水之法同。

　　蓋洪水泛溢，必有江淮河濟，各引其所近之眾流以入海，必不能使天下之水只歸一河以入海也。又，出水之後，更必調其飲食。經云：方飲無食，方食無飲（欲使飲食異居，則水不從食，以至於脾土受濕之處也）。無食他食百三十五日，此症之難癒如此。余往時治此病，輕者多癒，重者必復腫。蓋由五十七穴未能全刺，而病人亦不能守戒一百三十五日也。此等大症，少違法度即無癒理，可不慎哉！

出奇制病論

　　病有經有緯，有常有變，有純有雜，有正有反，有整有亂。並有從古醫書所無之病，歷來無治法者，而其

病又實可癒。既無陳法可守，是必熟尋《內經》、《難經》等書，審其經絡臟腑受病之處及七情六氣相感之因，與夫內外分合，氣血聚散之形，必有鑿鑿可徵者，而後立為治法。或先或後，或併或分，或上或下，或前或後，取藥極當，立方極正，而寓以巧思奇法，深入病機，不使扞格。如庖丁之解牛，雖筋骨關節之間亦遊刃有餘。然後天下之病千緒萬端，而我之設法亦千變萬化，全在平時於極難極險之處參悟通澈，而後能臨事不眩。否則一遇疑難即束手無策，冒昧施治，動輒得咎，誤人不少矣！

治病緩急論

病有當急治者，有不當急治者。外感之邪，猛悍剽疾，內犯臟腑，則元氣受傷無以托疾於外，必乘其方起之時，邪入尚淺，與氣血不相亂，急驅而出之於外，則易而且速。

若俟邪氣已深，與氣血相亂，然後施治，則元氣大傷，此當急治者也。

若夫病機未定，無所歸著，急用峻攻，則邪氣益橫。如人之傷食，方在胃中，則必先用化食之藥，使其食漸消，由中焦而達下焦，變成渣穢而出，自然漸癒。

若即以硝黃峻藥下之，則食尚在上焦，即使隨藥而下，乃皆未化之物，腸胃中脂膜與之全下，而人已大疲，病必生變，此不當急治者也。以此類推，餘病可

知。

至於虛人與老少之疾，尤宜分別調護，使其元氣漸轉，則正復而邪退。醫者不明此理而求速效，則補其所不當補，攻其所不當攻。所服之藥不驗，又轉求他法，無非誅伐無過。至當癒之時，其人已為藥所傷，而不能與天地之生氣相應矣。故雖有良藥，用之非時，反能致害。緩急之理，可不講哉？

治病分合論

一病而當分治者，如痢疾腹痛脹滿，則或先治脹滿，或先治腹痛。即脹滿之中亦不同，或因食，或因氣，或先治食，或先治氣；腹痛之中亦不同，或因積，或因寒，或先去積，或先散寒。種種不同，皆當視其輕重而審察之。以此類推，則分治之法可知矣。

有當合治者，如寒熱腹痛，頭疼，泄瀉，厥冒，胸滿，內外上下，無一不病，則當求其因何而起，先於諸症中擇最甚者為主。而其餘症，每症加專治之藥一二味以成方，則一劑而諸症皆備。以此類推，則合治之法可知矣。

若亦有分合焉，有一病而合數藥以治之者，閱古聖人制方之法自知；有數病而一藥治之者，閱本草之主治自知。

為醫者，無一病不窮究其因，無一方不洞悉其理，無一藥不精通其性。庶幾可以自信，而不枉殺人矣！

發汗不用燥藥論

驅邪之法，唯發表攻裡二端而已。

發表所以開其毛孔，令邪從汗出也。當用至輕至淡，芳香清冽之品，使邪氣緩緩從皮毛透出，無犯中焦，無傷津液，仲景麻黃、桂枝等湯是也。然猶恐其營中陰氣為風火所煽而消耗於內，不能滋潤和澤，以托邪於外。於是又啜薄粥以助胃氣，以益津液，此服桂枝湯之良法。主發汗之方，皆可類推。汗之必資於津液如此。

後世不知，凡用發汗之方，每專用厚朴、葛根、羌活、白芷、蒼朮、豆蔻等溫燥之藥，即使其人津液不虧，內既為風火所熬，又復為燥藥所爍，則汗從何生？汗不能生，則邪無所附而出，不但不出邪氣，反為燥藥鼓動，益復橫肆。與正氣相亂，邪火四布，津液益傷，而舌焦唇乾，便閉目赤，種種火象自生，則身愈熱，神漸昏，惡症百出。若再發汗，則陽火盛極，動其真陽，腎水來救，元陽從之，大汗上泄，亡陽之危症生矣。輕者亦成痙症，遂屬壞病難治。故用燥藥發汗而殺人者，不知凡幾也。

此其端開於李東垣，其所著書立方，皆治濕邪之法，與傷寒雜感無涉。而後人宗其說，以治一切外感之症，其害至今益甚。況治濕邪之法，亦以淡滲為主，如豬苓、五苓之類，亦無以燥勝之者。

蓋濕亦外感之邪,總宜驅之外出而兼以燥濕之品,斷不可專用勝濕之藥,使之內攻,致邪與正爭而傷元氣也。至於中寒之證,亦先以發表為主,無竟用熱藥以勝寒之理,必其寒氣乘虛陷入而無出路,然後以薑附回其陽,此仲景用理中之法也。

今乃以燥藥發雜感之汗,不但非古聖之法,並誤用東垣之法。醫道失傳,只此淺近之理不知,何況深微者乎?

病不可輕汗論

治病之法,不外汗下二端而已。下之害人,其危立見,故醫者病者皆不敢輕投。至於汗多亡陽而死者,十有二三,雖死而人不覺也。何則?

凡人患風寒之疾,必相戒以為寧暖無涼,病者亦重加覆護,醫者亦云服藥,必須汗出而解。故病人之求得汗,人人以為當然也。秋冬之時,過暖尚無大害;至於盛夏初秋,天時暑燥,衛氣開而易泄,更加閉戶重衾,復投發散之劑,必至大汗不止而陽亡矣。

又外感之疾,汗未出之時,必煩悶惡熱;及汗大出之後,衛氣盡泄,必陽衰而畏寒。始之暖覆,猶屬勉強,至此時雖欲不覆而不能,愈覆愈汗,愈汗愈寒,直至汗出如油,手足厥冷,而病不可為矣。

其死也,神氣甚清,亦無痛苦。病者醫者及旁觀之人,皆不解其何故而忽死,唯有相顧噩然可已。我見甚

多，不可不察也。

總之有病之人，不可過涼，亦不宜太暖，無事不可令汗出，唯服藥之時，宜令小汗。仲景服桂枝湯法云：服湯已，溫覆令微似汗，不可如水淋漓。此其法也。至於亡陽未劇，猶可挽回，《傷寒論》中真武、理中、四逆等法可考。若已脫盡，無可補救矣。又盛暑之時，病者或居樓上，或臥近灶之所，無病之人，一立其處，汗出如雨，患病者必至時時出汗，既不亡陽亦必陰竭而死。雖無移徙之處，必擇一席稍涼之地而處之，否則神丹不救也。

傷風難治論

凡人偶感風寒，頭痛發熱，咳嗽涕出，俗語謂之傷風。非《傷寒論》中所云之傷風，乃時行之雜感也，人皆忽之。不知此乃至難治之疾，生死之所關也。

蓋傷風之疾，由皮毛以入於肺，肺為嬌臟，寒熱皆所不宜。太寒則邪氣凝而不出，太熱則火爍金而動血；太潤則生痰飲，太燥則耗精液；太泄則汗出而陽虛，太澀則氣閉而邪結。並有視為微疾，不避風寒，不慎飲食，經年累月，病機日深，或成血證，或成肺痿，或成哮喘，或成怯弱，比比皆然。誤治之害，不可勝數。諺云：傷風不醒變成勞，至言也。

然則，治之何如？一驅風，蘇葉、荊芥之類。二消痰，半夏、象貝之類。三降氣，蘇子、前胡之類。四

和榮衛，桂枝、白芍之類。五潤津液，瓜蔞仁、元參之
類。六養血，當歸、阿膠之類。七清火，黃芩、山梔之
類。八理肺，桑皮、牛蒡子之類。八者隨其症之輕重而
加減之，更加以避風寒，戒辛酸，則庶幾漸癒，否則必
成大病。醫者又加以升提辛燥之品，如桔梗、乾薑之
類。不效，即加以酸收如五味子之類，則必見血。及見
血，隨用熟地、麥冬以實其肺，即成勞而死。四十年以
來，我見以千計矣，傷哉！

攻補寒熱同用論

　　虛證宜補，實證宜瀉，盡人而知之者。然或人虛而
證實，如弱體之人冒風傷食之類；或人實而證虛，如強
壯之人勞倦亡陽之類；或有人本不虛，而邪深難出；又
有人已極虛，而外邪尚伏，種種不同。若純用補，則邪
氣益固；純用攻，則正氣隨脫。此病未癒，彼病益深，
古方所以有攻補同用之法。

　　疑之者曰：兩藥異性，一水同煎，使其相制，則攻
者不攻，補者不補，不如勿服。若或兩藥不相制，分途
而往，則或反補其所當攻，攻其所當補，則不唯無益，
而反有害，是不可不慮也。此正不然。

　　蓋藥之性，各盡其能，攻者必攻強，補者必補弱，
猶掘坎於地，水從高處流下，必先盈坎而後進，必不反
向高處流也。如大黃與人參同用，大黃自能逐去堅積，
絕不反傷正氣；人參自能充益正氣，絕不反補邪氣。

蓋古人制方之法，分經別臟，有神明之道焉。如瘧疾之小柴胡湯，瘧之寒熱往來，乃邪在少陽，木邪侮土，中宮無主，故寒熱無定。於是用柴胡以驅少陽之邪，柴胡必不犯脾胃；用人參以健中宮之氣，人參必不入肝膽則少陽之邪自去，而中土之氣自旺，二藥各歸本經也。如桂枝湯，桂枝走衛以祛風，白芍走榮以止汗，亦各歸本經也。以是而推，無不盡然。試以《神農本草經》諸藥主治之說細求之，自無不得矣。凡寒熱兼用之法，亦同此義，故天下無難治之症。

後世醫者不明此理，藥唯一途。若遇病情稍異，非顧此失彼，即游移浮泛，無往而非棘手之病矣。但此必本於古人制方成法而神明之，若竟私心自用，攻補寒熱雜亂不倫，是又殺人之術也。

臨病人問所便論

病者之愛惡苦樂，即病情虛實寒熱之徵。醫者望色切脈而知之，不如其自言之為尤真也。唯病者不能言之處，即言而不知其所以然之故，則賴醫者推求其理耳。

今乃病者所自知之病，明明為醫者言之，則醫者正可因其言而知其病之所在以治之。乃不以病人自知之真，對症施治，反執己之偏見，強制病人，未有不誤人者。如《傷寒論》中云：能食者為中風，不能食者為中寒。則傷寒內中風之症，未嘗禁其食也。乃醫者見為傷寒之症，斷不許食。凡屬感證，皆不許其食。甚有病已

半癒，胃虛求食而亦禁之，以至因餓而死者。

又《傷寒論》云：欲飲水者，稍稍與之。蓋實火煩渴，得水則解，未嘗禁冷水也。乃醫家凡遇欲冷飲之人，一概禁止。並有伏暑之病得西瓜而即癒者，病人哀求欲食，亦斷絕不與，至煩渴而死。如此之類，不可枚舉。

蓋病者之性情氣體，有能受溫熱者，有能受寒涼者；有不受補者，有不禁攻者，各有不同。乃必強而從我意見，況醫者之意見，亦各人不同，於是治病之法，無一中肯者矣。《內經》云：臨病人問所便。蓋病人之所便，即病情真實之所在。如身大熱，而反欲熱飲，則假熱而真寒也；身寒戰，而反欲寒飲，是假寒而真熱也。以此類推，百不失一。

而世之醫者，偏欲與病人相背，何也？唯病人有所嗜好而與病相害者，則醫者宜開導之。如其人本喜酸，或得嗽症，則酸宜忌；如病人本喜酒，得濕病，則酒宜忌之類。此則不可縱慾以益其疾。若與病證無礙，病人之所喜，則從病人之便，即所以治其病也。此《內經》辨證之精義也。

治病不必顧忌論

凡病人或體虛而患實邪，或舊有他病與新病相反，或一人兼患二病，其因又相反，或外內上下各有所病，醫者躊躇束手，不敢下藥，此乃不知古人制方之道者

也。

古人用藥，唯病是求。藥所以制病，有一病則有一藥以制之。其人有是病，則其藥專至於病所而驅其邪，絕不反至無病之處以為禍也。若留其病不使去，雖強壯之人遷延日久，亦必精神耗竭而死，此理甚易明也。如怯弱之人，本無攻伐之理，若或傷寒而邪入陽明，則仍用硝、黃下藥，邪去而精氣自復。如或懷妊之婦，忽患癥瘕，必用桃仁、大黃以下其瘕，瘀去而胎自安。或老年及久病之人，或宜發散，或宜攻伐，皆不可因其血氣之衰而兼用補益。

如傷寒之後，食復、女勞復，仲景皆治其食，清其火，並不因病後而用溫補。唯視病之所在而攻之，中病即止，不復有所顧慮，故天下無束手之病。唯不能中病，或偏或誤，或太過，則不病之處亦傷而人危矣。俗所謂有病病當之，此歷古相傳之法也。故醫者當疑難之際，多所顧忌，不敢對症用藥者，皆視病不明，辨證不的，審方不真，不知古聖之精義者也。

病深非淺藥能治論

天下有治法不誤而始終無效者，此乃病氣深痼，非泛然之方藥所能癒也。

凡病在皮毛榮衛之間，即使病勢極重，而所感之位甚淺，邪氣易出。至於臟腑筋骨之痼疾，如勞怯、痞隔、風痺痿厥之類，其感非一日，其邪在臟腑筋骨，如

油之入麵，與正氣相併。病家不知，屢易醫家，醫者見其不效，雜藥亂投，病日深而元氣日敗，遂至不救。不知此病，非一二尋常之方所能癒也。

今之集方書者，如風痺大症之類，前錄古方數首，後附以通治之方數首，如此而已。此等治法，豈有癒期？必當遍考此病之種類，與夫致病之根源及變遷之情狀，並詢其歷來服藥之誤否。然後廣求古今以來治此症之方，選擇其內外種種治法，次第施之，又時時消息其效否而神明變通之，則痼疾或有可癒之理。

若徒執數首通治之方，屢試不效，其計遂窮，未有不誤者也。故治大症，必學問深博，心思精敏又專心久治，乃能奏效。世又有極重極久之病，諸藥罔效，忽服極輕淡之方而癒，此乃其病本有專治之方，從前皆係誤治，忽遇對症之藥，自然應手而痊也。

癒病有日期論

治病之法，自當欲其速癒。世之論者，皆以為治早而藥中病則癒速，治緩而藥不中病則癒遲，此常理也。然亦有不論治之遲早，而癒期有一定者。《內經》臟氣法時論云：夫邪氣之客於身也，以勝相加，至其所生而癒，至其所不勝而甚；至其所生而持，自得其位而起。其他言病癒之期不一。

《傷寒論》云：發於陽者，七日癒；發於陰者，六日癒。又云：風家表解而不了了者，十二日癒。此皆宜

靜養調攝以待之，不可亂投藥石。若以其不癒，或多方以取效，或更用重劑以希功，即使不誤，藥力勝而元氣反傷。

更或有不對症之藥，不唯無益，反有大害，此所宜知也。況本源之病，必待其精神漸復，精神豈有驟長之理？至於外科則起發成膿，生肌收口，亦如痘症，有一定之日期。治之而誤，固有遷延生變者。若欲強之有速效，則如揠苗助長，其害有不可勝言者。乃病家醫家，皆不知之。

醫者投藥不效，自疑為未當，又以別方試之，不知前方實無所害，特時未至耳。乃反誤試諸藥，愈換而病愈重。病家以醫者久而不效，更換他醫。他醫遍閱前方，知其不效，亦復更換他藥，愈治愈遠。由是斷斷不死之病，亦不救矣。此皆由不知病癒有日期之故也。

夫病家不足責，為醫者豈可不知而輕以人嘗試乎？若醫者審知之，而病家必責我以近效，則當明告之故，決定所癒之期。倘或不信，必欲醫者另立良方，則以和平輕淡之藥，姑以應病者之求，待其自癒。如更不信則力辭之，斷不可徇人情而至於誤人。如此則病家一時或反怨謗，以後其言果驗，則亦知我識高而品崇矣。

治人必考其驗否論

天下之事，唯以口舌爭而無從考其信否者，則是非難定。若夫醫則有效驗之可徵，知之最易，而為醫者，

自審其工拙亦最易。然而世之擇醫者與為醫者，皆憒憒而莫之辨，何也？

古人用藥，苟非宿病痼疾，其效甚速。《內經》云：一劑知，二劑已。又云：復杯而臥。《傷寒論》云：一服癒者，不必盡劑。可見古人審病精而用藥當，未有不一二劑而效者。

故治病之法，必宜先立醫案，指為何病，所本何方，方中用某藥專治某症，其論說本之何書。服此藥後，於何時減去所患之何病。倘或不驗，必求所以不驗之故，而更思必效之法。或所期之效不應，反有他效，必求其所以致他效之故。又或反增他症，或病反重，則必求所以致害之故，而自痛懲焉。

更復博考醫書，期於必癒而止。若其病本不能速效，或其病只可小效，或竟不可治，亦必預立醫案，明著其說，然後立方，不得冒昧施治。如此自考，自然有過必知，加以潛心好學，其道日進矣。

今之醫者，事事反此，唯記方數首，擇時尚之藥數種，不論何病何證，總以此塞責，偶爾得效，自以為功；其或無效，或至於死，亦諉於病勢之常，病家亦相循為固然，全不一怪。間有病家於未服藥之前，問醫者服此藥之後，效驗若何，醫者答云：且看服後何如，豈有預期之理？病家亦唯唯自以為失言，何其愚也！若醫者能以此法自考，必成良醫；病家以此法考醫者，必不為庸醫之所誤，兩有所益也。

防微論

病之始生，淺則易治，久而深入則難治。《內經》云：聖人不治已病治未病。夫病已成而藥之，譬猶渴而穿井，鬥而鑄兵，不亦晚乎！《傷寒論》序云：時氣不和，便當早言，尋其邪由，及在腠理，以時治之，罕有不癒？患人忍之，數日乃說，邪氣入臟，則難可制。

昔扁鵲齊桓公，云病在腠理，三見之後，則已入臟，不可治療而逃矣。歷聖相傳，如同一轍。蓋病之始入，風寒既淺，氣血臟腑未傷，自然治之甚易。至於邪氣深入，則邪氣與正氣相亂，欲攻邪則礙正，欲扶正則助邪，即使邪漸去，而正氣已不支矣。若夫得病之後，更或勞動感風，傷氣傷食，謂之病後加病，尤極危殆。所以人之患病，在客館道途得者，往往難治。非所得之病獨重也，乃既病之後，不能如在家之安適而及早治之。又復勞動感冒，致病深入而難治也。

故凡人少有不適，必當即時調治，斷不可忽為小病，以致漸深。更不可勉強支持，使病更增，以貽無窮之害。此則凡人所當深省，而醫者亦必詢明其得病之故，更加意體察也。

知病必先知症論

凡一病必有數症。有病同症異者，有症同病異者；

有症與病相因者，有症與病不相因者。蓋合之則曰病，分之則曰症。古方以一藥治一症，合數症而成病，即合數藥而成方。其中亦有以一藥治幾症者，有合幾藥而治一症者；又有同此一症，因不同用藥亦異，變化無窮。其淺近易知者，如吐逆用黃連、半夏，不寐用棗仁、茯神之類，人皆知之。

至於零雜之症，如《內經》所載喘滿噫語，吞欠嚏嘔，笑泣目瞑，嗌乾，心懸善恐，涎下涕出，齧唇齧舌，善忘善怒，喜臥多夢，嘔酸魄汗等症，不可勝計。或由司天運氣，或由臟腑生剋，或由邪氣傳變，《內經》言之最詳。後之醫者，病之總名亦不能知，安能於一病之中，辨明眾症之淵源？即使病者身受其苦，備細言之，而彼實茫然。不知古人以何藥為治，仍以泛常不切之品應命，並有用相反之藥以益其疾者。此病者之所以無門可告也。

學醫者，當熟讀《內經》，每症究其緣由，詳其情狀，辨其異同，審其真偽，然後遍考方書本草，詳求古人治法。一遇其症，應手輒癒。不知者以為神奇，其實古聖皆有成法也。

補藥可通融論

古人病癒之後，即令食五穀以養之，則元氣自復，無所謂補藥也。神農、仲景之書，豈有補益之方哉？間有別載他書者，皆託名也。

　　自唐《千金翼》等方出，始以養性補益等各立一門，遂開後世補養服食之法。以後醫家，凡屬體虛病後之人，必立補方，以為調理善後之計。若富貴之人，則必常服補藥，以供勞心縱慾之資。而醫家必百計取媚，以順其意。其藥專取貴重辛熱為主，無非參、朮、地黃、桂、附、鹿茸之類，託名秘方異傳。其氣體合宜者，一時取效。久之必得風痺陰痼等疾，隱受其害，雖死不悔。此等害人之說，固不足論。

　　至體虛病後補藥之方，自當因人而施，視臟腑之所偏而損益之。其藥亦不外陰陽氣血，擇和平之藥數十種，相為出入，不必如治病之法，一味不可移易也。故立方只問其陰陽臟腑何者專重而已。況膏丸合就，必經月經時而後服完，若必每日視脈察色而後服藥，則必須一日換一丸方矣。故凡服補藥，皆可通融者也。其有神其說，過為艱難慎重，取貴僻之藥以可以卻病長生者，非其人本愚昧，即欲以之欺人耳！

輕藥癒病論

　　古諺有「不服藥為中醫」之說，自宋以前已有之。蓋因醫道失傳，治人多誤，病者又不能辨醫之高下，故不服藥。雖不能癒病，亦不至為藥所殺。況病苟非死症，外感漸退，內傷漸復，亦能自癒，故云中醫。此過於小心之法也。

　　而我以為病之在人，有不治自癒者，有不治難癒

者,有不治竟不癒而死者。其自癒之疾,誠不必服藥。
若難癒及不癒之疾,固當服藥。乃不能知醫之高下,藥
之當否,不敢以身嘗試,則莫若擇平易輕淺有益無損之
方,以備酌用。小誤亦無害,對病有奇功,此則不止於
中醫矣。

如偶感風寒,則用蔥白蘇葉湯,取微汗;偶傷飲
食,則用山楂、麥芽等湯消食;偶感暑氣,則用六一
散、廣藿湯清暑;偶傷風熱,則用燈心竹葉湯清火;偶
患腹瀉,則用陳茶佛手湯和腸胃。如此之類,不一而
足。即使少誤,必無大害。

又有其藥似平常而竟有大誤者,不可不知。如腹痛
嘔逆之症,寒亦有之,熱亦有之,暑氣觸穢亦有之。或
見此症而飲以生薑湯,如果屬寒,不散寒而用生薑熱性
之藥與寒氣相鬥,已非正治,然猶有得效之理。其餘三
症,飲之必危。曾見有人中暑,而服濃薑湯一碗,覆杯
即死。若服紫蘇湯,寒即立散,暑熱亦無害。蓋紫蘇性
發散,不拘何症,皆能散也。故雖極淺之藥而亦有深義
存焉,此又所宜慎也。

凡人偶有小疾,能擇藥性之最輕淡者,隨症飲之,
則服藥而無服藥之誤,不服藥而有服藥之功,亦養生者
所當深考也。

腹內癰論

古之醫者,無分內外,又學有根柢,故能無病不

識。後世內外科既分，則顯然為內證者，內科治之；顯然為外證者，外科治之。其有病在腹中，內外未顯然者，則各執一說，各擬一方，歷試諸藥，皆無效驗。輕者變重，重者即殞矣。此等證，不特外科當知之，即內科亦不可不辨明真確。知非己責，即勿施治，毋至臨危束手，而後委他人也。

腹內之癰有數證：有肺癰，有肝癰，有胃脘癰，有小腸癰，有大腸癰，有膀胱癰。唯肺癰咳吐腥痰，人猶易辨。餘者或以為痞結，或以為瘀血，或以為寒痰，或以為食積，醫藥雜投，及至成膿，治已無及。並有不及成膿而死者，病者醫者，始終不知何以致死，比比然也。

今先辨明痞結瘀血、寒痰食積之狀：凡痞結瘀血，必有所因，且由漸而成；寒痰則痛止無定，又必另現痰症；食積則必有受傷之日，且三五日後，大便通即散。唯外症則痛有常所，而遷延益甚。

《金匱要略》云：諸脈浮數，當發熱，而反淅淅惡寒，若有痛處，當發其癰。以手按腫上，熱者，有膿；不熱者，無膿。此數句乃內癰真諦也。又云：腸癰之為病，身甲錯，腹皮急，按之濡，如腫狀，腹無積聚，身無熱是也。若肝癰，則脅內隱隱痛，日久亦吐膿血。小腸癰，與大腸相似，而位略高。膀胱癰，則痛在少腹之下，近毛際，著皮即痛，小便亦艱而痛。胃脘癰，則有虛實二種，其實者易消，若成膿，必大吐膿血而癒。唯虛症則多不治，先胃中痛脹，久而心下漸高，其堅如

石，或有寒熱，飲食不進，按之尤痛，形體枯瘦，此乃思慮傷脾之症，不待癰成即死。

故凡腹中有一定痛處，惡寒倦臥，不能食者，皆當審察，防成內癰。甚毋因循求治於不明之人，以至久而膿潰，自傷其生也。

圍藥論

外科之法，最重外治，而外治之中尤當圍藥。

凡毒之所最忌者，散大而頂不高。蓋人之一身，豈能無七情六慾之伏火，風寒暑濕之留邪，食飲痰涎之積毒？身無所病，皆散處退藏，氣血一聚而成癰腫，則諸邪四面皆會。唯圍藥能截之使不併合，則周身之火毒不至矣。

其已聚之毒，不能透出皮膚，勢必四布為害，唯圍藥能束之使不散漫，則氣聚而外泄矣。如此則形小頂高，易膿易潰矣。故外治中之圍藥，較之他藥為特重，不但初起為然，即成膿收口，始終賴之，一日不可缺。若世醫之圍藥，不過三黃散之類，每試不效，所以皆云圍藥無用。如有既破之後，而仍用圍藥者，則群然笑之。故極輕之毒往往至於散越而不可收拾者，皆不用圍藥之故也。

至於圍藥之方亦甚廣博，大段以消痰拔毒、束肌收火為主，而寒熱攻提、和平猛厲，則當隨症去取。世人不深求至理，而反輕議圍藥之非，安望其術之能工也？

《難經》論

《難經》，非經也。以經文之難解者，設為問難以明之，故曰《難經》，言以經文以難而釋之也。

是書之旨，蓋欲推本經旨，發揮至道，剖析疑義，垂示後學，真讀《內經》之津梁也。但其中亦有未盡善者，其問答之詞，有即引經文以釋之者。經文本自明顯，引之或反遺其要，以至經語反晦，或則無所發明，或則與兩經相背，或則以此誤彼，此其所短也。內中有自出機杼，發揮妙道，未嘗見於《內經》，而實能顯《內經》之奧義，補《內經》之所未發。此蓋別有師承，足與《內經》並垂千古。不知創自越人乎？抑上古亦有此書，而越人引以為證乎？自隋唐以來，其書盛著，尊崇之者固多，而無能駁正之者。

蓋業醫之輩，讀《難經》而識其大義，已為醫道中傑出之流，安能更深考《內經》，求其異同得失乎？古今流傳之載籍，凡有舛誤，後人無敢議者，比比然也，獨《難經》乎哉？餘詳余所著《難經經釋》中。

《傷寒論》論

仲景《傷寒論》，編次者不下數十家，因致聚訟紛紜，此皆不知仲景作書之旨故也。觀《傷寒》敘所述，乃為庸醫誤治而設。

　　所以正治之法，一經不過三四條，餘皆救誤之法，故其文亦變動不居。讀《傷寒論》者，知此書皆設想懸擬之書，則無往不得其義矣。

　　今人必改叔和之次序，或以此條在前，或以此條在後；或以此症因彼症而生，或以此經因彼經而變，互相詬厲。孰知病變萬端，傳經無定，古人因病以施方，無編方以待病。其原本次序，既已散亡，庶幾叔和所定為可信，何則？叔和《序例》云：今搜採仲景舊論，錄其症候、診脈、聲色，對病真方有神驗者，擬防世急。則此書乃叔和所搜集，而世人輒加辯駁，以為原本不如此，抑思苟無叔和，安有此書？且諸人所編，果能合仲景原文否耶？

　　夫六經現症，有異有同，後人見陽經一症，雜於陰經之中，以為宜改入陽經之內，不知陰經亦有此症也。人各是其私，反致古人圓機活法泯沒不可聞矣。

　　凡讀書能得書中之精義要訣，歷歷分明，則任其顛倒錯亂，而我心自能融會貫通，否則徒以古書紛更互異，愈改愈晦矣！

《金匱要略》論

　　《金匱要略》乃仲景治雜病之書也。其中缺略處頗多，而上古聖人以湯液治病之法，唯賴此書之存，乃方書之祖也。其論病皆本於《內經》，而神明變化之；其用藥悉本於《神農本草經》，而融會貫通之；其方則皆

上古聖人歷代相傳之經方，仲景間有隨症加減之法；其
脈法亦皆《內經》及歷代相傳之真訣；其治病無不精切
周到，無一毫游移參錯之處，實能洞見本源，審察毫
末，故所投必效，如桴鼓之相應，真乃醫方之經也！惜
其所載諸病，未能全備，未知有殘缺與否？然諸大症之
綱領亦已粗備。

後之學者，以其為經而參考推廣之，已思過半矣。
自此以後之書，皆非古聖相傳之真訣，僅自成一家，不
可與《金匱要略》並列也。

《脈經》論

王叔和著《脈經》，分門別類，條分縷析，其原亦
本《內經》，而漢以後之說，一無所遺。其中旨趣亦不
能劃一，使人有所執持。然其彙集群言，使後世有所考
見，亦不可少之作也。

愚按：脈之為道，不過驗其血氣之盛衰，寒熱和邪
氣之流在何經何臟，與所現之症，參觀互考，以究其生
剋順逆之理，而後吉凶可憑。所以《內經》、《難經》及
仲景之論脈，其立論反若甚疏，而應驗如神。若執《脈
經》之說，以為某病當見某脈，某脈當得某病，雖《內
經》亦間有之，不如是之拘泥煩瑣也。試而不驗，於是
或咎脈之不準，或咎病之非真，或咎方藥之不對症，而
不知皆非也。

蓋病有與脈相合者，有與脈不相合者，兼有與脈相

反者。同一脈也，見於此症為宜，見於彼症為不宜。同一症也，見某脈為宜，見某脈為不宜。一病可見數十脈，一脈可現數百症，變動不拘。

若泥定一說，則從脈而症不合，從症而脈又不合，反令人彷徨，無所適從。所以古今論脈之家，彼此互異，是非各別。人持一論，得失相半，總由不知變通之精義，所以愈密而愈疏也。

讀《脈經》者，知古來談脈之詳密如此，因以考其異同，辨其得失，審其真偽，窮其變通，則自有心得。若欲泥脈以治病，必至全無把握。學者必當先參於《內經》、《難經》及仲景之說而貫通之，則胸中先有定見，後人之論，皆足以廣我之見聞而識力愈真。此讀《脈經》之法也。

《千金方》、《外台秘要》論

仲景之學，至唐而一變。仲景之治病，其論臟腑經絡，病情傳變，悉本《內經》。而其所用之方，皆古聖相傳之經方，並非私心自造，間有加減，必有所本。其分兩輕重，皆有法度。其藥悉本於《神農本草經》，無一味游移假借之處。非此方不能治此病，非此藥不能成此方，精微深妙，不可思議。藥味不過五六品，而功用無不周。此乃天地之化機，聖人之妙用，與天地同不朽者也。

《千金方》則不然，其所論病，未嘗不依《內

經》，而不無雜以後世臆度之說。其所用方，亦皆採擇古方，不無兼取後世偏雜之法。其所用藥，未必全本於《神農本草經》，兼取雜方單方及通治之品。故有一病而立數方，亦有一方而治數病。其藥品有多至數十味者，其中對症者固多，不對症者亦不少，故治病亦有效有不效。大抵所重，專在於藥，而古聖制方之法不傳矣。此醫道之一大變也。然其用藥之奇，用意之巧，亦自成一家，有不可磨滅之處。

至唐代王燾所集《外台秘要》一書，則纂集自漢以來諸方，薈萃成書，而歷代之方於焉大備。但其人本非專家之學，故無所審擇以為指歸，乃醫方之類書也。然唐以前之方，賴此書以存，其功亦不可泯。但讀之者苟胸中無成竹，則眾說紛紜，群方淆雜，反茫然失其所據。故讀《千金方》、《外台秘要》者，必精通於《內經》、《傷寒論》、《神農本草經》等書，胸中先有成見，而後取其長而捨其短，則可資我博深之益。否則反亂人意而無所適從。

嗟乎！《千金方》、《外台秘要》且然，況後世偏駁雜亂之書，能不惑人之心志哉？等而下之，更有無稽杜撰之邪書，尤不足道矣。

《活人書》論

宋人之書，能發明《傷寒論》，使人所執持而易曉，大有功於仲景者，《活人書》為第一。

蓋《傷寒論》不過隨舉六經所現之症以施治，有一症而六經皆現者，並有一症而治法迥別者，則讀者茫無把握矣。

此書以經絡病因，傳變疑似，條分縷析，而後附以諸方治法，使人一覽了然，豈非後學之津梁乎？其書獨出機杼，又能全本經文，無一字混入己意，豈非好學深思，述而不作，足以繼往開來者乎？

後世之述《傷寒論》者，唐宋以來，已有將經文刪改移易，不明不貫。至近代前《條辨》、《尚論編》等書，又複倒顛錯亂，各逞意見，互相辯駁，總由分症不清欲其強合，所以日就支離。若能參究此書，則任病情之錯綜反覆，而治法乃歸一定，何必聚訟紛紜，致古人之書愈講而愈晦也。

《太素脈》論

診脈以之治病，其血氣之盛衰，及風寒暑濕之中人，可驗而知也。乃相傳有《太素脈》之說，以候人之壽夭窮通，智愚善惡，纖悉皆備。夫脈乃氣血之見端，其長而堅厚者，為壽之徵；其短小而薄弱者，為夭之徵。清而有神，為智之徵；濁而無神，為愚之徵。理或宜然。若善惡已不可知，窮通則與脈何與？然或得壽之脈，而其人或不謹於風寒勞倦，患病而死；得夭之脈，而其人愛護調攝，得以永年。又有血氣甚清，而神志昏濁者；形質甚濁，而神志清明者。即壽夭智愚，亦不能

皆驗,況其他乎?

又書中更神其說,以為能知某年得某官,某年得財若干,父母何人,子孫何若,則更荒唐矣!天下或有習此術而言多驗者,此必別有他術,以推測而幸中,借此以神其說耳。若盡於脈見之,斷斷無是理也。

婦科論

婦人之疾,與男子無異,唯經期胎產之病不同,並多癥瘕之疾。其所以多癥瘕之故,亦以經帶胎產之血,易於凝滯,故較之男子為多。故古人名婦科謂之帶下,醫以其病總屬於帶下也。

主治婦人,必先明衝任之脈。衝脈起於氣街(在毛際兩旁),並少陰之經夾臍上行,至胸中而散。任脈起於中極之下(臍下四寸),以上毛際,循腹裡,上關元。又云衝任脈皆起於胞中,上循背裡,為經脈之海。此皆血之所從生,而胎之所由系。明於衝任之故,則本原洞悉,而後其所生之病,千條萬緒,以可知其所從起。更參合古人所用之方而神明變化之,則每症必有傳受,不概治以男子泛用之藥,自能所治輒效矣。

至如世俗所傳之邪說,如胎前宜涼,產後宜溫等論。夫胎前宜涼,理或有之。若產後宜溫,則脫血之後,陰氣大傷,孤陽獨熾;又瘀血未淨,結為蘊熱,乃反用薑桂等藥,我見時醫以此殺人無數。

觀仲景先生於產後之疾,以石膏、白薇、竹茹等藥

治之，無不神效。

或云產後瘀血，得寒則凝，得熱則行，此大謬也。凡瘀血凝結，因熱而凝者，得寒降而解；因寒而凝者，得熱降而解。如桃仁承氣湯，非寒散而何？未聞此湯能凝血也。

蓋產後瘀血，熱結為多。熱瘀成塊，更益以熱，則煉成乾血，永無解散之日。其重者陰涸而即死，輕者成堅痞、褥勞等疾，唯實見其真屬寒氣所結之瘀，則宜用溫散。故凡治病之法，不本於古聖，而反宗後人之邪說，皆足以害人。諸科皆然，不獨婦科也。

痘科論

今天之醫法失傳者，莫如痘疹。痘之源，藏於臟腑骨脈，而發於天時。所謂本於臟腑骨脈者，凡人受生之初，陰陽二氣，交感成形。其始因火而動，則必有渣滓未融之處，伏於臟腑骨脈之中，此痘之本源也。

然外無感召則伏而不出，及天地寒暑陰陽之氣，沴戾日積，與人身之臟腑氣血相應，則其毒隨之而越，此發於天時者也。

而天時有五運六氣之殊，標本勝復之異。氣體既稟受不同，感發又隨時各別，則治法必能通乎造化之理而補救之。此至精至微之術也，奈何以寒涼伐之，毒藥劫之哉？夫痘之源，不外乎火，固也。

然《內經》云：火鬱則發之。其遇天時炎熱，火甚

易發者，清解固宜。若冬春之際，氣為寒束，則不起發。發而精血不充，則無漿。漿而精血不繼，即不靨。則溫散、提托、補養之法，缺一不可，豈得概用寒涼？

至其用蚯蚓、桑蟲、生蠍等毒藥，為禍尤烈。夫以毒攻毒者，謂毒氣內陷，一時不能托出，則借其力以透發之。此皆危篤之症，千百中不得一者，乃視為常用之藥，則無毒者反益其毒矣。病家因其能知死期，故死而不怨。孰知服彼之藥，無有不死，非其識見之高，乃其用藥之靈也。

故症之生死，全賴氣血。當清火解毒者，則清火解毒；當培養氣血者，則溫托滋補，百不失一矣。嗚呼！謬說流傳，起於明季，至今尤甚。唯以寒藥數品，按日定方，不效則繼以毒藥，如此而已。夫以至變至微之病，而立至定至粗之法，於是群以為痘科最易，不知殺人亦最多也。

附：種痘說

種痘之法，此仙傳也，有九善焉。

凡物欲其聚，唯痘不欲其聚，痘未出而強之出，則毒不聚，一也。

凡物欲其多，痘欲其少，強之出必少，二也。

凡物欲其大，痘欲其小，強之出必小，三也。

不感時痘之戾氣，四也。

擇天地溫和之日，五也。

擇小兒無他病之時，六也。

其痘苗皆取種出無毒之善種，七也。

凡痘必漿成十分而後毒不陷，種痘之漿五分以上即無害，八也。

凡痘必十二朝成靨，並有延至一月者，種痘則九朝已回，九也。

其有種而死者，深用悔恨。不知種而死者，則自出斷無不死之理，不必悔也。至於種出危險之痘，或生痘毒，此則醫家不能用藥之故。種痘之人更能略知治痘之法，則尤為十全矣。

幼科論

幼科古人謂之啞科，以其不能言，而不知病之所在也。此特其一端耳。幼科之病，如變蒸胎驚之類，與成人異者，不可勝舉。非若婦人之與男子異者，只經產數端耳。

古人所以另立專科，其說精詳明備。自初生以至成童，其病名不啻以百計。其治法立方，種種各別。又婦人之與男子病相同者，治亦相同。若小兒與之成人，即病相同者，治亦迥異。

如傷食之症，反有用巴豆、硼砂。其餘諸症，多用金石峻厲之藥，特分兩極少耳。此古人真傳也！後世不敢用，而以草木和平之藥治之，往往遷延而死。此醫者失傳之故。

至於調攝之法，病家能知之者，千不得一。蓋小兒純陽之體，最宜清涼，今人非太暖即太飽。而其尤害

者，則在於有病之後而數與之乳。乳之為物，得熱則堅韌如棉絮。況兒有病則食乳甚稀，乳久不食則愈充滿，一與之吮，則迅疾湧出，較平日之下嚥更多。前乳未消，新乳復充，填積胃口，化為頑痰，痰火相結，諸脈皆閉而死矣。

譬如常人平日食飯幾何，當病危之時，其食與平時不減，安有不死者哉？然囑病家云：乳不可食。則群相詬曰：乳猶水也，食之何害？況兒虛如此，全賴乳養，若復禁乳則餓死矣。不但不肯信，反將醫者詬罵。其餘之不當食而食，與當食而反不與之食，種種失宜，不可枚舉。醫者豈能坐守之，使事事合節耶？況明理之醫，能知調養之法者，亦百不得一。故小兒之所以難治者，非盡不能言之故也。

瘍科論

瘍科之法，全在外治，其手法必有傳授。凡辨形察色，以知吉凶；及先後施治，皆有成法。必讀書臨證，二者皆到，然後無誤。

其升降圍點，去腐生肌，呼膿止血，膏塗洗熨等方，皆必純正和平，屢試屢驗者，乃能應手而癒。至於內服之方，護心托毒，化膿長肉，亦有真傳，非尋常經方所能奏效也。

唯煎方則必視其人之強弱陰陽而為加減，此則必通於內科之理，全在學問根柢，然又與內科不同。蓋煎方

之道相同，而其藥則有某毒主某藥，某證主某方，非此不效，亦另有傳授焉。

故外科總以傳授為主，徒恃學問之宏博無益也。有傳授，則較之內科為尤易。唯外科而兼內科之症，或其人本有宿疾，或患外症之時，復感他氣，或因外症重極，內傷臟腑，則不得不兼內科之法治之。此必平日講於內科之道而通其理，然後能兩全而無失。若不能治其內症，則並外症亦不可救，此則全在學問深博矣。

若為外科者不能兼，則當另請明理內科為之定方。而為外科者參議於其間，使其藥與外症無害，而後斟酌施治，則庶幾兩有所益。若其所現內症，本因外症而生，如痛極而昏暈，膿欲成而生寒熱，毒內陷而脹滿，此則內症皆由外症而生，只治其外症而內症已癒，此必商之內科也。但其道甚微，其方甚眾，亦非淺學者所能知也。

故外科之道，淺言之，則唯記煎方數首，合膏圍藥幾料，已可以自名一家。若深言之，則經絡臟腑，氣血骨脈之理及奇病怪疾，千態萬狀，無不盡識。其方亦無病不全，其珍奇貴重難得之藥，亦無所不備。雖遇極奇極險之症，亦了然無疑，此則較之內科為更難。故外科之等級，高下懸殊，而人之能識其高下者，亦不易也。

祝由科論

祝由之法，《內經‧賊風篇》岐伯曰：先巫知百病

之勝，先知其病所從生者，可祝由已也。又《移精變氣論》岐伯云：古恬淡之世，邪不能深入，故可移精祝由而已。

今人虛邪賊風，內著五臟骨髓，外傷空竅肌膚，所以小病必甚，大病必死，故祝由不能已也。由此觀之，則祝由之法，亦不過因其病情之所由，而宣意導氣，以釋疑而解惑。此亦必病之輕者，或有感應之理。若果病機深重，亦不能有效也。古法今已不傳，近所傳符咒之術，間有小效，而病之大者，全不見功。蓋岐伯之時已然，況後世哉？存而不論可也。

獸醫論

禽獸之病，由於七情者少，由於風寒飲食者多，故治法較之人為尤易。夫禽獸之臟腑經絡，雖與人殊，其受天地之血氣，不甚相遠，故其用藥亦與人大略相同。但其氣粗血濁，其所飲食非人之飲食，則藥亦當別有主治，不得盡以治人者治之矣。

如牛馬之食，則當用消草之藥；犬豕之食，則當用消糠豆之藥是也。又有專屬之品，如貓宜烏藥，馬宜黃藥之類。而其病亦一獸有一獸獨患之病，此則另有專方主治，餘則與人大段相同。但必劑大而力厚之方，取效為易。其中又有天運時氣之不同，變化多端，亦必隨症加減。此理亦廣博深奧，與治人之術不相上下。今則醫人之醫尚絕傳，況獸醫乎？

四大家論

醫道之晦久矣。明人有四大家之說，指張仲景、劉河間、李東垣、朱丹溪四人，謂為千古醫宗。此真無知妄談也。夫仲景先生乃千古集大成之聖人，猶儒之孔子。河間、東垣，乃一偏之家。丹溪不過斟酌諸家之言而調停去取，以開學者便易之門，此乃世俗之所謂名醫也。三子之於仲景，未能望見萬一，乃躋而與之並稱，豈非絕倒？

如扁鵲、倉公、王叔和、孫思邈輩，則實有師承，各操絕技，然亦僅成一家之言，如儒家漢唐諸子之流，亦斷斷不可與孔子並列，況三人哉？

至三人之高下，劉則專崇《內經》，而實不能得其精義；朱則平易淺近，未睹本原；至於東垣執專理脾胃之說，純用升提香燥，意見偏而方法亂，貽誤後人，與仲景正相反。後世頗宗其說，皆由世人之於醫理全未夢見，所以為所惑也。

更可駭者，以仲景有《傷寒論》一書，則以為專明傷寒，《金匱要略》則以為不可依以治病，其說荒唐更甚。

吾非故欲輕三子也，蓋此說行則天下唯知三子之緒餘，而不深求仲景之學，則仲景延續先聖之法，從此日衰。而天下萬世夭紮載途，其害不少，故當亟正之也。

醫家論

醫之高下不齊，此不可勉強者也。然果能盡智竭謀，小心謹慎，猶不至於殺人。更加以詐偽萬端，其害不可窮矣。

或立奇方以取異，或用僻藥以惑眾，或用參茸補熱之藥以媚富貴之人，或假託仙佛之方以欺愚魯之輩，或立高談怪論驚世盜名，或造假經偽說瞞人駭俗，或明知此病易曉，偽說彼病以示奇。

如冬月傷寒，強加香薷於傷寒方內而癒，以為此暑病也，不知香薷乃其惑人之法也。如本係熱症，強加乾薑於涼藥之內而癒，以為此真寒也，不知彼之乾薑，乃泡過百次而無味者也。

於外科則多用現成之藥，尤不可辨，其立心尤險。先使其瘡極大，令人驚惶而後治之，並有能發不能收以致斃者。又有偶得一方，或五灰膏、三品一條槍之類，不顧人之極痛，一概用之，哀號欲死，全無憐憫之心。

此等之人，不過欲欺人圖利，即使能知一二，亦為私慾所汩沒，安能奏功？故醫者能正其心術，雖學不足，猶不至於害人。況果能虛心篤學，則學日進；學日進，則每治必癒，而聲名日起，自然求之者眾，而利亦隨之。若專於求利，則名利必兩失，醫者何苦捨此而蹈彼也？

醫學淵源論

醫學之最古者《內經》，則醫之祖乃岐黃也。然《神農本草經》起於神農，則又在黃帝之前矣。可知醫之起，起於藥也。

至黃帝則講夫經絡臟腑之原，內傷外感之異，與夫君臣佐使，大小奇偶之制，神明夫用藥之理，醫學從此大備。然其書講人身臟腑之形，七情六淫之感，與針灸雜法為多，而制方尚少。至伊尹有湯液治病之法，然亦得之傳聞，無成書可考。至扁鵲、倉公而湯藥之用漸廣。

張仲景先生出，而雜病傷寒專以方藥為治，遂為千古用方之祖。而其方亦俱原本神農、黃帝之精義，皆從相傳之方，仲景不過集其成耳。自是之後，醫者以方藥為重，其於天地陰陽、經絡臟腑之道及針灸雜術，往往不甚考求。而治病之法從此一變。

唐宋以後，相尋彌甚，至元之劉河間、張潔古等出，未嘗不重《內經》之學，凡論病必先敘經，而後採取諸家之說，繼乃附以治法，似為得旨。

然其人皆非通儒，不能深通經義，而於仲景制方之義，又不能深考其源，故其說非影響即支離，各任其偏，而不歸於中道。其尤偏駁者，李東垣為甚，唯以溫燥脾胃為主，其方亦毫無法度。因當時無真實之學，盜竊虛名，故其教至今不絕。

至明之薛立齋，尤浮泛荒謬，猶聖賢之學變而為腐爛時文，何嘗不曰我明經學古者也。然以施之治天下，果能如唐虞三代者乎？既不知神農、黃帝之精義，則藥性及臟腑經絡之源不明也。又不知仲景制方之法度，則病變及施治之法不審也。唯曰：某病則用某方，如不效，改用某方。

更有一方服至二三十劑，令病者遷延自癒者。胸中毫無把握，唯以簡易為主。自此以降，流弊日甚，而枉死載途矣。安得有參《神農本草經》，窮《內經》，熟《金匱要略》、《傷寒論》者，出而挽救其弊，全民命乎？其害總由於習醫者皆貧苦不學之人，專以此求衣食，故只記數方，遂以之治天下之病，不復更求他法，故其禍遂至於此也！

考試醫學論

醫學人命所關，故《周禮》醫師之屬，掌於塚宰，歲終必稽其事而制其食。至宋神宗時，設內外醫學，置教授及諸生，皆分科考察升補。元亦仿而行之。其考試之文，皆有程式，未知當時得人何如？然其慎重醫道之意，未嘗異也。故當時立方治病，猶有法度。後世醫者，大概皆讀書不就，商賈無資，不得已而為衣食之計。或偶涉獵肆中，剿襲醫書，或託名近地時醫門下，始則欲以欺人，久之亦自以醫術不過如此。其誤相仍，其害無盡，岐黃之精義幾絕矣！

若欲斟酌古今考試之法，必訪求世之實有師承，學問淵博，品行端方之醫。如宋之教授，令其嚴考諸醫，取則許掛牌行道。既行之後，亦復每月嚴課，或有學問荒疏，治法謬誤者，小則撤牌讀書，大則飭使改業。教授以上，亦如《周禮》醫師之有等。其有學問出眾，治效神妙者，候補教授。

其考試之法，分為六科：曰針灸，曰大方，曰婦科，曰幼科兼痘科，曰眼科，曰外科。

其能諸科皆通者，曰全科。通一二科者，曰兼科。通一科者，曰專科。

其試題之體有三：一曰論題，出《靈樞》、《素問》，發明經絡臟腑、五運六氣、寒熱虛實、補瀉逆從之理。二曰解題，出《神農本草經》、《傷寒論》、《金匱要略》，考訂藥性、病變、制方之法。三曰案，自述平日治病之驗否，及其所以用此方治此病之意。

如此考察，自然言必本於聖經，治必遵乎古法，學有淵源而師承不絕矣。豈可聽涉獵杜撰，全無根柢之人，以人命為兒戲乎！

醫非人人可學論

今之學醫者，皆無聊之甚，習此業以為衣食計耳。孰知醫之為道，乃古聖人所以泄天地之秘，奪造化之權，以救人之死。其理精妙入神，非聰明敏哲之人不可學也。

　　黃帝、神農、越人、仲景之書，文詞古奧，搜羅廣遠，非淵博通達之人不可學也。凡病情之傳變在於頃刻，真偽一時難辨，一或執滯，生死立判，非虛懷靈變之人不可學也。病名以千計，病證以萬計，臟腑經絡，內服外治，方藥之書，數年不能竟其說，非勤讀善記之人不可學也。又《內經》以後，支分派別，人自為師，不無偏駁。更有怪僻之論，鄙俚之說，紛陳錯立，淆惑百端，一或誤信，終身不返，非精鑒確識之人不可學也。

　　故為此道者，必具過人之資，通人之識，又能屏去俗事，專心數年，更得師之傳授，方能與古聖人之心潛通默契。若今之學醫者，與前數端事事相反，以通儒畢世不能工之事，乃以全無文理之人欲頃刻而能之，宜道之所以日喪，而枉死者遍天下也。

名醫不可為論

　　為醫固難，而為名醫尤難。何則？名醫者，聲價甚高，敦請不易，即使有力可延，又恐往而不遇。即或可遇，其居必非近地，不能旦夕可至。故病家凡屬輕小之疾，不即延治。必病勢危篤，近醫束手，舉家以為危，然後求之，夫病勢而人人以為危，則真危矣。

　　又其病必遷延日久，屢易醫家，廣試藥石，一誤再誤，病情數變，已成壞證。為名醫者豈真有起死回生之術哉？病家不明此理，以為如此大名，必有回天之力，

若亦如他醫之束手，亦何以異於人哉？於是望之甚切，責之甚重。若真能操人生死之權者，則當之者難為情矣。

若此病斷然必死，則明示以不治之故，定之死期，飄然而去，猶可免責。倘此症萬死之中，猶有生機一線，若用輕劑以塞責，致病人萬無生理，則於心不安；若用重劑以背城一戰，萬一有變，則謗議蜂起，前人誤治之責，盡歸一人。雖當定方之時，未嘗不明白言之，然人情總以成敗為是非，既含我之藥而死，其咎不容諉矣。又或大病瘥後，元氣虛而餘邪尚伏，善後之圖，尤宜深講。病家不知，失於調理，瘥後復發，仍有歸咎於醫之未善者，此類甚多。

故名醫之治病，較之常醫倍難也。知其難，則醫者固宜慎之又慎。而病家及旁觀之人，亦宜曲諒也。然世又有獲虛名之時醫，到處誤人。而病家反云此人治之而不瘥，是亦命也。有殺人之實，無殺人之名，此必其人別有巧術以致之，不在常情之內矣。

邪說陷溺論

古聖相傳之說，揆之於情有至理，驗之於疾有奇效，然天下之人反甚疑焉。而獨於無稽之談，義所難通，害又立見者，人人奉以為典訓，守之不敢失者，何也？其所由來久矣。

時醫之言曰：古方不可以治今病。嗟乎！天地之風

寒暑濕燥火猶是也，生人七情六慾猶是也，而何以古
人用之則生，今人用之則死？不知古人之以某方治某病
者，先審其病之確然，然後以其方治之。若今人之所謂
某病，非古人之所謂某病也。

　　如風火雜感，症類傷寒，實非傷寒也。乃亦以大劑
桂枝湯汗之，重者吐血狂躁，輕者身熱悶亂，於是罪及
仲景，以為桂枝湯不可用。不自咎其辨病之不的，而咎
古方之誤人，豈不謬乎？

　　所謂無稽之邪說，如深秋不可用白虎。白虎乃傷寒
陽明之藥，傷寒皆在冬至以後，尚且用之，何以深秋
已不可用？又謂痢疾血症，皆無止法。夫痢血之病，屬
實邪有瘀者，誠不可以遽止。至於滑脫空竭，非止不為
功，但不可塞其火邪耳？

　　又謂餓不死之傷寒，吃不死之痢疾。夫《傷寒論》
中，以能食不能食，驗中寒、中風之別，其中以食不食
辨證之法，不一而足。況邪方退，非扶其胃氣則病變必
多。宿食欲行，非新穀入胃，則腸中之氣必不下達，但
不可過用耳。執餓不死之說，而傷寒之禁其食而餓死者
多矣！謂痢疾為吃不殺者，乃指人之患痢非噤口而能食
者，則其胃氣尚強，其病不死，故云。然非謂痢疾之
人，無物不可食。執吃不殺之說，而痢疾之過食而死者
多矣！此皆無稽之談，不可枚舉。又有近理之說而謬解
之者，亦足為害。

　　故凡讀書議論，必審其所以然之故，而更精思歷
試，方不為邪說所誤。故聖人深惡夫道聽塗說之人也。

涉獵醫書誤人論

人之死，誤於醫家者，十之三；誤於病家者，十之三；誤於旁人涉獵醫書者，亦十之三。

蓋醫之為道，乃通天徹地之學，必全體明而後可以治一病。若全體不明，而偶得一知半解，舉以試人，輕淺之病或能得效。至於重大疑難之症，亦以一偏之見，妄議用藥，一或有誤，生死立判矣。

間或偶然幸中，自以為如此大病，猶能見功，益復自信，以後不拘何病輒妄加議論，至殺人之後，猶以為病自不治，非我之過，於是終身害人而不悔矣。然病家往往多信之者，則有故焉。

蓋病家皆不知醫之人，而醫者寫方即去，見有稍知醫理者，議論鑿鑿，又關切異常，情面甚重，自然聽信。誰知彼乃偶然翻閱及道聽塗說之談，彼亦未嘗審度從我之說，病者如何究竟，而病家已從之矣。

又有文人墨客及富貴之人，文理本優，偶爾檢點醫書，自以為已有心得。旁人因其平日稍有學問品望，倍加信從。而世之醫人，因自己全無根柢，辨難反出其下，於是深加佩服。彼以為某乃名醫，尚不如我，遂肆然為人治病，癒則為功，死則無罪。

更有執一偏之見，恃其文理之長，更著書立說，貽害後世。此等之人，不可勝數。嗟乎，古之為醫者，皆有師承，而又無病不講，無方不通。一有邪說異論，則

引經據典以析之，又能實有把持，所治必中，故餘人不得而參其末議。

今之醫者，皆全無本領，一書不讀，故涉獵醫書之人，反出而臨乎其上，致病家亦鄙薄醫者，而反信夫涉獵之人，以致害人如此。此其咎全在醫中之無人，故人人得而操其長短也。

然涉獵之人，久而自信益真，始誤他人，繼誤骨肉，終則自誤其身。我見甚多，不可不深省也。

病家論

天下之病，誤於醫家者固多，誤於病家者尤多。醫家而誤，易良醫可也；病家而誤，其弊不可勝窮。

有不問醫之高下，即延以治病，其誤一也；

有以耳為目，聞人譽某醫即信為真，不考其實，其誤二也；

有平日相熟之人，務取其便，又慮別延他人，覺情面有虧，而其人又叨任不辭，希圖酬謝，古人所謂以性命當人情，其誤三也；

有遠方邪人假稱名醫，高談闊論，欺騙愚人，遂不復詳察，信其欺妄，其誤四也；

有因至親密友或勢位之人，薦引一人，情分難卻，勉強延請，其誤五也；

更有病家戚友，偶閱醫書，自以為醫書頗通，每見立方，必妄生議論，私改藥味，善則歸己，過則歸人，

其誤六也；

或各薦一醫互相詆謗，遂成黨援，甚者各立門戶，如不從己，反幸災樂禍，以期必勝，不顧病者之死生，其誤七也；

又或病勢方轉，未收全功，病者正疑見效太遲，忽而讒言蜂起，中道變更，又換他醫，遂至危篤，反咎前人，其誤八也；

又有病變不常，朝當桂、附，暮當芩、連；又有純虛之體，其證反宜用硝、黃；大實之人，其證反宜用參、朮。病家不知，以為怪僻，不從其說，反信庸醫，其誤九也；

又有吝惜錢財，唯賤是取，況名醫皆自作主張，不肯從我，反不若某某等和易近人，柔順受商，酬謝可略。扁鵲云：輕身重財不治。其誤十也。此猶其大端耳。

其中更有用參、附則喜，用攻劑則懼。服參、附而死則委之命，服攻伐而死則咎在醫，使醫者不敢對症用藥。更有製藥不如法，煎藥不合度，服藥非其時，更或飲食起居，寒暖勞逸，喜怒語言，不時不節，難以枚舉。小病無害，若大病則有一不合，皆足以傷生。

然則為病家者當何如？在謹擇名醫而信任之。如人君之用宰相，擇賢相而專任之，其理一也。然則擇賢之法若何？曰：必擇其人品端方，心術純正，又詢其學有根柢，術有淵源，歷考所治，果能十全八九，而後延請施治。

然醫各有所長，或今所患非其所長，則又有誤。必細聽其所論，切中病情，和平正大，又用藥必能命中，然後托之。

所謂命中者，其立方之時，先論定此方所以然之故，服藥之後如何效驗。或云必得幾劑而後有效，其言無一不驗，此所謂命中也。如此試醫，思過半矣。

若其人本無足取，而其說又怪僻不經，或游移恍惚。用藥之後，與其所言全不相應，則即當另覓名家，不得以性命輕試。此則擇醫之法也。

醫者誤人無罪論

人命所關亦大矣。凡害人之命者，無不立有報應。乃今之為名醫者，既無學問，又無師授，兼以心術不正，欺世盜名，害人無算，宜有天罰以彰其罪。然往往壽考富厚，子孫繁昌，全無殃咎，我殆甚不解焉。

以後日與病者相周旋，而後知人之誤藥而死，半由於天命，半由於病家，醫者不過依違順命以成其死，並非造謀之人。故殺人之罪，醫者不受也。

何以言之？夫醫之良否，有一定之高下。而病家則於醫之良者，彼偏不信；醫之劣者，反信而不疑。言補益者以為良醫，言攻散者以為庸醫；言溫熱者以為有益，言清涼者以為傷生；或旁人互生議論，或病人自改方藥，而醫者欲其術之行，勢必曲從病家之意；病家深喜其和順，偶然或癒，醫者自矜其功；如其或死，醫

者不任其咎；病家亦自作主張，隱諱其非，不復咎及醫人。故醫者之曲從病家，乃邀功避罪之良法也。既死之後，聞者亦相傳，以為某人之病因誤服某人之藥而死，宜以為戒矣。及至自己得病，亦復如此。

更有平昔最佩服之良醫，忽然自生疾病，反信平日所最鄙薄之庸醫而傷其生者，是必有鬼神使之，此乃所謂命也。

蓋人生死有定數，若必待人之老而自死，則天下皆壽考之人。而命無權故必生疾病，使之不以壽而死。然疾病之輕重不齊，或其人善自保護，則六淫七情之所感甚輕，命本當死，而病淺不能令其死，則命又無權，於是天生此等之醫，分佈於天下。

凡當死者，少得微疾，醫者必能令其輕者重，重者死。而命之權於是獨重，則醫之殺人，乃隱然奉天之令，以行其罰，不但無罪，且有微功，故無報也。

唯世又有立心欺詐，賣弄聰明，造捏假藥，以欺嚇人而取其財者，此乃有心之惡，與前所論之人不同。其禍無不立至，我見亦多矣。願天下之人細思之，真鑿鑿可徵，非狂談也。

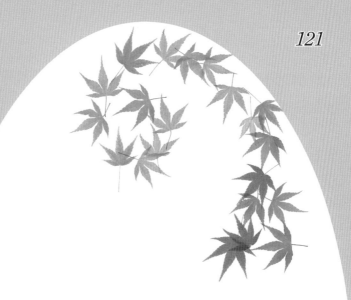

慎疾芻言

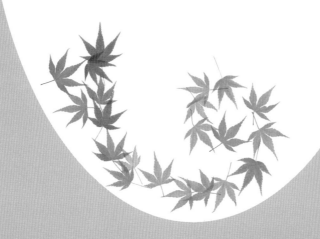

引

余弱冠時，家多疾病，先世所藏醫書頗多，因隨時翻閱，不過欲稍識方藥而已。循習漸久，乃上追《靈樞》、《素問》根源，下沿漢、唐支派。如是者十餘年，乃注《難經》；又十餘年而注《本草》；又十餘年而作《醫學源流論》；又五年而著《傷寒類方》。五十年中，批閱之書千餘卷，泛覽之書萬餘卷。每過幾時，必悔從前疏漏，蓋學以年進也。

乃世之醫者，全廢古書，隨心自造，以致人多枉死，目擊心傷。數年前曾作《刍言》一冊，欲以醒世而鮮克聽從。

竊思生長聖朝，毫無益於此世，而半生攻苦雖有著述幾種，皆統談醫學，無驚心動魄之語足令人豁然開悟。因復摳心挖骨，即《刍言》原本，更加痛快剖析，實因悲憫填胸不能自已，願覽者諒其苦心，虛懷體察，以之治人則敬慎可以寡過，以之治己則明哲可以保身。冀遇信從之有人，庶綿斯道於一線。

乾隆丁亥秋七月巧日　洄溪徐靈胎識

補　劑

　　學問之道，必由淺入深，從未有淺近不知而專求怪僻者。況醫法一誤，必至傷生害命，尤不可不慎也！

　　夫所謂淺近者，如傷風則防風、荊芥，感寒則蘇葉、蔥頭，咳嗽則蘇子、杏仁，傷食則山楂、神麴，傷暑則香薷、廣藿，瘧疾則柴胡湯加減，痢疾則黃芩湯加減，婦人則四物湯加減，小兒則異功散加減。此皆歷聖相傳之定法，千古不能易也。至於危險疑難之症，則非此等藥所能癒，必博考群方，深明經絡，實指此病何名，古人以何方主治而隨症加減。

　　今則以古聖之法為卑鄙不足道，又不能指出病名，唯以陽虛、陰虛、肝氣、腎弱等套語概之，專用溫補，以致外邪入裡，馴至不救。間有稍馴謹之人，起病時仍用切近之藥一二劑，未即有效，即轉而改為溫補。不思病之中人，癒必有漸，不可因無速效而即換方也。況所服之方，或未盡善，不思即於前方損益方妥，而遽求變法，又不肯先用輕淡之劑探測病情，專取性雄力厚之品，大反前轍，必至害不旋踵，總由胸無定見之故。

　　當思人之有病，不外風、寒、暑、濕、燥、火為外因，喜、怒、憂、思、悲、驚、恐為內因，此十三因，試問何因是當補者？

　　大凡人非老死即病死，其無病而虛死者，千不得一。況病去則虛者亦生，病留則實者亦死。若果元氣欲

脫，雖浸其身於參、附之中，亦何所用？乃謬舉《內經》曰：「邪之所湊，其氣必虛。」氣虛固當補矣，所湊之邪不當去耶？蓋邪氣補住則永不復出，重則即死，輕則遷延變病。或有幸而癒者，乃病輕而元氣漸復，非藥之功也。

余少時見問疾者，聞醫家已用補藥則相慶病者已癒，今則病勢方張，正群然議進參、附、熟地，豈不可駭！其始也，醫者先以虛脫嚇人，而後以補藥媚人。浙江則六味、八味湯加人參、麥冬等藥；江南則理中湯加附、桂、熟地、鹿茸、臍帶等藥。於是人人習聞，以為我等不怕病死，只怕虛死。所以補藥而死，猶恨補之不早、補之不重，並自恨服人參無力，以致不救。

醫者虛脫之言，真有先見之明，毫無疑悔。若服他藥而死，則親戚朋友群詬病家之重財不重命，死者亦目不能瞑。醫者之罪，竟不勝誅矣！

所以病人向醫者述病，必自謂極虛，而旁人代為述病，亦共指為極虛，唯恐醫者稍用攻削之劑，以致不起。或有稍識病之醫，即欲對症擬方，迫於此等危言亦戰戰兢兢，擇至補之藥以順其意，既可取容，更可免謗，勢使然也。此風之起，不過三十餘年，今則更甚，不知何時而可挽回也？

用　藥

醫道起於神農之著《神農本草經》，以一藥治一

病,但一病有數症,統名為病,如瘧、痢之類;分名為症,如瘧而嘔吐、頭疼,痢而寒熱、脹痛之類。後之聖人取藥之對症者,合幾味而成方,故治病必先有藥而後有方。方成之後,再審其配合之法,與古何方相似,則云以某方加減。並非醫者先有一六味、八味、理中等湯橫於胸中,而硬派人服之也。

至其辨證用藥之法,如有人風、寒、痰、食合而成病,必審其風居幾分,寒居幾分,痰、食居幾分?而藥則隨其邪之多寡以為增減。或一方不能兼治,則先治其最急者,所以無一味虛設之藥,無一分不斟酌之分兩也。

況醫之為道,全在自考,如服我之藥而病情不減,或反增重,則必深自痛懲,廣求必效之方而後已,則學問自能日進。若不論何病,總以幾味溫補投之,癒則以為己功,死則以為病本不治,毫無轉計,此則誤盡天下而終身不自知也。

又其所名陳方者,用柴胡一味即名柴胡湯,用大黃一味即名承氣湯,於古人製方之義全然不知,隨其口之所指而已。其醫案則襲幾句陰陽虛實、五行生剋籠統套語,以為用溫補之地,而文人學士又最易欺,見有陰陽、五行等說,即以為有本之學,深信不疑。其人亦自詡為得醫學之捷徑,將千古聖人窮思極想所製對症之方數千首,皆不必問而已稱名醫矣!

夫醫者欲道之行,相習成風,猶無足怪。獨是閒居涉獵之人,亦俱蹈襲此等謬說,與醫者同聲合氣,親知

家有病，即往幫助醫者，用危言拿住本家，使之不得不用溫補貴重之藥，以明關切，因而致死。死則以為用此等藥原未嘗云病者服之必效，不過如此門第之家，於理不該服價賤之藥耳！若已生疾，又有人亦以此法斃之，真屬可憫！

數十年前亦有涉獵醫學者，頗能辨別藥性，博覽經方，今乃相率而入於魔道，其始起於趙養葵、張景岳輩，全不知古聖製方之義，私心自用，著書成家，彼亦不知流弊至於此極也。

我知天心仁愛，其轉移必不久矣。

中　風

中風，北人多屬寒，宜散寒；南人多屬火，宜清火，而祛風、消痰則南北盡同。古方自仲景候氏黑散、風引湯而外，則續命湯為主方。

續命湯共有數首，不外驅風，其隨症加減，皆有精義。從未有純用溫熱滋補，不放風寒痰火一毫外出，以致重病必死，輕病則使之不死不生，唯日服人參以破其家而戕其命，最可傷也！

又有稍變其說者用地黃飲子，以為得陰陽兼補之法，亦大謬也。此方乃治少陰氣厥不至，舌瘖足瘻，名曰痱症，乃純虛無邪，有似中風，與風寒痰火之中風正相反，劉河間之書可考也。乃以此方治有邪之中風，其害相等。

余每年見中風之症，不下數十人，遵古治法，十癒八九；服溫補藥者，百無一癒。未甚服補藥者，尚可挽回。其不能全癒，或真不治者，不過十之一二耳！奈何一患此症，遂甘心永為廢人，旁人亦視為必不起之症，醫者亦唯令多服重價之藥，使之值得一死而可無遺憾，豈不怪哉！願天下之中風者，斷勿以可癒之身，自投於必死之地也。

咳　嗽

咳嗽由於風寒入肺，肺為嬌臟，一味誤投，即能受害。若用熟地、麥冬、山茱萸、五味子等滋膩酸斂之品補住外邪，必至咯血、失音、喉癬、肛癰、喘急、寒熱，近者半年，遠者三年，無有不死。蓋其服此等藥之日，即其絕命之日也。間有見機而停藥者，或能多延歲月，我見以千計。故今之吐血而成癆者，大半皆由咳嗽而誤服補藥所致也。

或云五味子乃仲景治嗽必用之藥，不知古方之用五味必合乾薑，一散一收，以治寒嗽之症，非治風火之嗽也，況加以熟地、麥冬，則受禍尤烈。

又嗽藥中多用桔梗，桔梗升提，甘桔湯中用之以載甘草上行，治少陰之喉痛，與治嗽宜清降之法非宜，服者往往令人氣逆痰升不得著枕。凡用藥當深知其性而屢試屢驗，方可對病施治，無容冒昧也。

吐　血

　　五十年前，吐血者絕少，今則年多一年。其症本皆可癒而多不治者，藥誤之也。蓋血症因傷風咳嗽而起者，十之七八，因虛勞傷損而起者，十之一二。乃醫者概以熟地、人參、麥冬、五味子等滋補酸斂之藥，將風火痰瘀俱收拾肺管，令其咳嗽不止，元氣震動，津液化痰，不死何待？

　　凡風寒補住，必成癆病，無人不知，今竟無一人知之矣。蓋吐血而嗽者，當清肺降氣，略進補陰之品；其不嗽者，乃喉中之絡破，故血從絡出，並不必服藥。其甚者，只取補絡之藥以填損處，自可除根。即不服藥，亦能自癒，歷試不爽。

　　乃病者進以不服藥之說，則雖或面從，背後必非笑隨之，進以熟地、麥冬、人參、五味子等藥，則甘心就死。前者死矣，後者復然，豈非命乎！

中　暑

　　暑字之名義，與寒字相反，乃天行熱毒之病也。其症脈微少氣，煩渴燥熱，甚則手足反冷。若其人汗出不止，用人參白虎湯主之。

　　如或身熱、腹痛、脹滿、嘔吐、瀉痢、厥冷，則名熱霍亂，人參斷不可用。當用香薷飲、藿香正氣散主

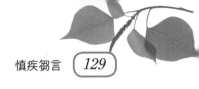

之，皆治暑之正法也。

若《傷寒論》中又有寒霍亂一症，此乃寒邪入陰，用理中湯主之。此治寒霍亂之法也，與暑熱之霍亂，絕不相干。乃後之醫書，於熱霍亂門中附入寒霍亂一方，名大順散，用肉桂、乾薑，即理中湯之變法。其方下亦注明治夏月傷冷飲之症，其說甚明。

乃昏昧之人，耳聞有此方，竟以之治暑熱之霍亂，以示奇異。其死也，宛轉呼號，唇焦舌裂，七竅見血。熱歸於內，則手足反冷，而脈微欲絕，所謂熱深厥亦深也（手足冷謂之厥，厥者逆也）。

乃病者、醫者不知此理，以為服熱藥而更冷，其為陰證無疑。故目睹其慘死而無所悔，以後復治他人，熱藥更加重矣，與治暑熱痢者之用四逆湯，其害正同。舉世盡以為必當如此，雖言不信也。

痢　疾

痢有數種，誤治則生死立判。凡脾氣不實，飲食不化，晝夜無度，無紅白積者，此為脾瀉，其方不一，當隨症施治。若傷寒傳入陰經，下痢清穀，脈微厥冷，此為純陰之危症，非參、附、乾薑不治，患此者絕少。

若夫夏秋之月，暑邪入腑，膿血無度，此名滯下。全屬暑熱之毒，蒸腸爛胃，與陰寒之痢判若水火。仲景以黃芩湯為主而因症加減，此千古不易之法。

今乃以暑毒熱痢，俱用附、桂、薑、茸，始則目

赤、舌焦，號痛欲絕，其色或變如豆汁，或如敗肝，熱深厥深，手足逆冷，不知其為熱厥，反信為真寒，益加桂、附，以致胃爛腸裂，哀號宛轉，如受炮烙之刑而死。我見甚多，唯有對之流涕。

更有用六味湯及參、耆等補藥者，於久痢虛乏之人，或有幸中。若邪氣未清，非成痼疾即至不救。蓋治痢之方甚多，博考古書，自能窮其變化，何得以不入痢症之藥，每投必誤也。

陰　證

六淫之邪，不但暑、燥、火固屬乎熱，即風、寒、濕亦變為熱。《內經》云：「熱病者，皆傷寒之類也。」又云：「人之傷於寒也，則為病熱。」故外感總以散熱為治。唯直中陰經之傷寒，必現脈緊便青，畏寒倦臥，不喜飲，舌無苔，種種寒象，當用溫散，此千不得一者也。

何近日之醫，舉天下寒熱雜感，病勢稍重者，皆指為陰證，即用參、附、薑、桂，服後而熱更甚，並不疑為熱藥之故，即用熟地、麥冬等，以為補陰配陽之法，竟忘其為外感矣！

要知陰證無發熱之理，間有寒極似陽而外現熱證者，其內症必現種種寒象，然亦當驅散其寒，如麻黃附子細辛湯之類，亦並無補寒之法也。乃以溫熱之邪，硬派作陰證而全用溫補，真千古之奇聞也。又有以夢泄、

房勞之後而得外感者為陰證，更屬笑談。夫邪果入陰經，即無房勞等事，亦屬陰證；如邪不入陰經，則自有本症治法，與陰何干？

若云外邪乘虛入腎，則尤當急驅腎中之邪，豈可留邪爍腎？又有用熱藥之後，其熱勢益增，忽轉而改用大寒，乃是以藥試病矣。

要知一病有一病之方，豈無對病和平之藥？乃始投之火，即轉而投之水，何也？然其死也，病家不咎熱藥之誤，而咎寒藥之誤，何也？蓋人之死也必漸冷，服熱藥而反冷，則信以為非藥之故；若服寒藥而冷，則明明以藥使之冷矣。故熱藥之殺人不覺，而寒藥之殺人顯然，所以醫者寧可用補用熱，雖死而猶可免咎也。

老　人

能長年者，必有獨盛之處。陽獨盛者，當補其陰；陰獨盛者，當益其陽。然陰盛者十之一二，陽盛者十之八九。而陽之太盛者，不獨當補陰，並宜清火以保其陰。故老人無不頭熱、耳聾、面赤、便燥，現種種陽證。

乃醫者為老人立方，不論有病無病，總以補陽為主，熱盛生風，必生類中等病，是召疾也。若偶有風寒痰濕等因，尤當急逐其邪，蓋老年氣血不甚流利，豈堪補住其邪，以與氣血為難？

故治老人之有外感者，總與壯年一例，或實見其有

虛弱之處，則用輕淡之品而量為補托。若無病而調養，則當審其陰陽之偏勝而損益使平。蓋千年之木，往往自焚；陰盡火炎，萬物盡然也。

故治老人者，斷勿用辛熱之藥竭其陰氣，助其亢陽，使之面紅、目赤、氣塞、痰壅、脈洪、膚燥，當耆艾之年而加以焚如之慘也。

婦　人

婦人懷孕，胞中一點真陽，日吸母血以養，故陽日旺而陰日衰。凡半產滑胎，皆火盛陰衰，不能全其形體故也。近人有胎前宜涼之說，頗為近理。至於產後則陰血盡脫，孤陽獨立，臟腑如焚，經脈如沸，故仲景專以養血消瘀為主，而石膏、竹茹亦不禁用，余每遵之，無不立效。

乃近人造為產後宜溫之邪說，以薑、桂為主藥。夫果陰陽俱脫，脈遲畏寒，血水淋漓，面青舌白，薑、桂亦有用時；乃血乾火燥，純現熱證，亦用熱藥，則經枯脈絕，頃刻而斃，我見以百計。

更有惡露未淨，身熱，氣塞，煩躁，不寐，心煩，腹痛，皆由敗血為患，亦用薑、桂助其火而堅其瘀，重則即死，輕則變成蓐勞。世之所謂女科名家，一例如此。蓋胎產乃天地生育之機，絕少死症，其死皆藥誤也。造為此等邪說者，九死不足以蔽其辜。

又胎產藥中，不用生地而用熟地，亦全失用藥之

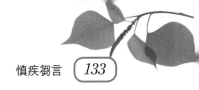

理，不可不思也。

小 兒

　　小兒之疾，熱與痰二端而已。蓋純陽之體，日抱懷中，衣被加暖，又襁褓之類，皆用火烘，內外俱熱。熱則生風，風火相煽，乳食不歇則必生痰；痰得火煉則堅如膠漆而乳仍不斷，則新舊之痰日積，必至脹悶啼哭；又強之食乳以止其啼，從此胸高氣塞，目瞪手搐，即指為驚風，其實非驚，乃飽脹欲死耳！

　　此時告其父母，令減衣停乳，則必大慍，謂虛羸若此，反令其凍餒，無不唾罵；醫者亦不明此理，非用剛燥之藥，即用參、耆滋補，至痰結氣凝之後，則無可救療。

　　余見極多，教之適其寒溫，停其乳食，以清米飲養其胃氣，稍用消痰順氣之藥調之。能聽從者，十癒八九；其有不明此理，反目為狂言者，百無一生。

　　至於痘科，尤屬怪誕，痘為小兒之所必不免，非惡疾也。當天氣溫和之時，死者絕少，若大寒大暑，其元氣虛而稠密者，間有不治。其始欲透發，其後欲漿滿，皆賴精血為之。乃未發以前即用大黃、石膏數兩，以遏其生發之機而敗其元氣，既而即用蚯蚓數十，蠐螬數個，及一切大寒大熱之品，如蜈蚣、蠍子、雞頭、豬尾之類，又將地丁、銀花等粗糲之品數兩，煎汁而灌之，增其毒而倒其胃，此等惡物，即令醫者自服之，亦必胃

絕腸裂，況孩提乎！

　　凡用此等藥者，必預決此兒死於何日，十不失一。其父母反盛稱其眼力不爽，孰知其即死於彼所用之藥也。或有元氣充實，幸而不死者，遂以為非此等大藥不能挽回，而人人傳佈，奉為神方矣！

　　更可異者，強壯之年，醫者黃芩、麥芽俱不敢用，以為克伐；孩提之子則石膏、大黃，成兩成斤，毫不顧慮，至此而極，無奈呼天搶地以告人，而人不信也。

　　又有造為螳螂子之說者，割開頤內，取出血痰。此法起於明末海濱妖婦騙財之法，唯蘇、松二處盛行，割死者甚眾。蓋小兒有痰火者，吃乳數日，必有一二頤腫，厭食，名曰妒乳。用薄荷、朴硝為末，搽一二次即癒，即不治亦癒。至所割出之痰塊，或大或小，人因信之。不知頤內空虛之處，人人有此，割則復生，並非病也。不然，何以普天下之小兒，從未有患螳螂子而死者，獨蘇、松有此病耶？此亦一害，故併及之。

外　科

　　治外科，始起欲其不大，將成欲其不痛。大則傷肌爛膚，腐骨穿筋，難以收口；痛則沖心犯胃，耗血亡津，惡症叢生矣。故始起之時最重圍藥，束其根盤，截其餘毒，則頂自高而膿易成，繼則護心托毒治其內，化腐提膿治其外，自然轉危為安。

　　乃始則不能束毒使小，又無護心定痛之方，唯外用

五灰、三品，內服桂、附熱毒等藥，必至腐腸爛肉。更輕用刀針，割肉斷筋，以致呼號督亂，神散魂飛，宛轉求死，仁人之所不忍見也。

況癰疽用刀太早，最難生肌收口。凡毒藥刀針，只宜施於頑肉老皮，餘者自有提頭呼膿之法。至於惡肉，自有消腐化水之方，故能使患者絕無痛苦，收功速而精神易復。乃此等良法，一切不問，豈傳授之不真，抑或別有他念也。

更可駭者，瘡瘍之症最重忌口，一切鮮毒，毫不可犯，無書不載。乃近人反令病者專服毒物，以為以毒攻毒。夫解毒尚恐無效，豈可反增其毒，種種謬誤，不可殫述。

間有患外症之人，若用安穩治法，全不以為妙，用毒藥刀針者，血肉淋漓，痛死復活，反以為手段高強，佩服深摯而遍處薦引。因知疾痛生死，皆有定數，非人所能自主，而醫者與病人以苦楚，亦病者有以召之也。

治　法

凡病只服煎藥而癒者，唯外感之症為然。其餘諸症，則必然丸、散、膏、丹、針、灸、砭、鑱，浸洗、熨、漬、蒸、提、按摩等法，因病施治。

乃今之醫者，既乏資本，又惜工夫，古方不考，手法無傳，寫一通治煎方，其技已畢。而病家不辭遠涉，不惜重聘，亦只求得一煎方，已大滿其願。古昔聖人窮

思極想，製造治病諸法，全不一問，如此而欲癒大症痼疾，無是理也。

所以今人患輕淺之病，猶有服煎藥而癒者。若久病大症，不過遷延歲月，必無癒理也。故為醫者，必廣求治法，以應病者之求。至常用之藥，一時不能即合者，亦當預為修製，以待急用，所謂工欲善其事，必先利其器。奈何欲施救人之術，而全無救人之具也。

制　劑

古時權量甚輕：古一兩，今二錢零；古一升，今二合；古一劑，今之三服。又古之醫者，皆自採鮮藥，如生地、半夏之類，其重比乾者數倍，故古方雖重，其實無過今之一兩左右者。唯《千金方》、《外台秘要》間有重劑，此乃治強實大證，亦不輕用也。

若宋、元以來，每總製一劑，方下必注云：每服或三錢，或五錢，亦無過一兩外者，此煎劑之法也。末藥則用一錢匕；丸藥則如桐子大者十丸，加至二三十丸。試將古方細細考之，有如今日之二三兩至七八兩之煎劑乎？皆由醫者不明古制，以為權量與今無異，又自疑為太重，為之說曰：今人氣薄，當略為減輕。不知已重於古方數倍矣，所以藥價日貴而受害愈速也。

又有方中熟地用三四兩，餘藥只用一二錢者，亦從無此輕重懸殊之法。要知藥氣入胃，不過借此調和氣血，非藥入口即變為氣血，所以不在多也。又有病人粒

米不入，反用膩膈酸苦腥臭之藥，大碗濃煎灌之，即使中病，尚難運化，況與相反之藥，填塞胃中，即不藥死，亦必灌死，小兒尤甚。

又不論人之貧富，人參總為不祧之品。人情無不貪生，必竭蹶措處，孰知反以此而喪其身，其貧者送終無具，妻子飄零，是殺其身而並破其家也。我少時見前輩老醫，必審貧富而後用藥，尤見居心長厚，況是時參價猶賤於今日二十倍，尚如此謹慎，即此等存心，今人已不逮昔人遠矣！

煎藥服藥法

煎藥之法各殊：有先煎主藥一味，後入餘藥者；有先煎眾味，後煎一味者；有用一味煎湯以煎藥者；有先分煎，後併煎者；有宜多煎者（補藥皆然）；有宜少煎者（散藥皆然）；有宜水少者；有不煎而泡漬者；有煎而露一宿者；有宜用猛火者；有宜用緩火者。各有妙義，不可移易。

今則不論何藥，唯用猛火多煎，將芳香之氣散盡，僅存濃厚之質。如煎燒酒者，將糟久煮，則酒氣全無矣，豈能和營達衛乎？須將古人所定煎法，細細推究而各當其宜，則取效尤捷。

其服藥亦有法。古方一劑，必分三服，一日服三次；並有日服三次，夜服三次者。蓋藥味入口即行於經絡，驅邪養正，性過即已，豈容間斷？今人則每日服一

次，病久藥暫，此一曝十寒之道也。

又有寒熱不得其宜，早暮不合其時，或與飲食相雜，或服藥時即勞動冒風，不唯無益，反能有害。至於傷寒及外症痘症，病勢一日屢變，今早用一劑，明晚更用一劑，中間間隔兩晝一夜，經絡已傳，病勢益增矣。

又發散之劑，必暖覆令汗出，使邪從汗散；若不使出汗，則外邪豈能內消？此皆淺易之理，醫家病家皆所宜知也。

又惡毒之藥，不宜輕用。昔神農遍嘗諸藥而成本草，故能深知其性。今之醫者，於不常用之藥，亦宜細辨其氣味，方不至於誤用。若耳聞有此藥，並未一嘗，又不細審古人用法，而輒以大劑灌之，病者服之苦楚萬狀，並有因此而死者，而已亦茫然不知其何故。若能每味親嘗，斷不敢冒昧試人矣。此亦不可不知也。

延　醫

疾病為生死相關，一或有誤，追悔莫及。故延醫治病，乃以性命相托也，何可不加意慎擇！如無的確可信之人，寧可不服藥以待命。

乃世人獨忽於此，唯以耳為目，不考其實學何如？治效何若？聞人稱說即延請施治，服藥無效，毫不轉念，甚而日重一日，唯咎已病之難痊，不咎醫者之貽誤。孰知藥果中病，即不能速癒，必無不見效之理，不但服後奏功，當服時已有可徵者。如熱病服涼藥，寒病

服熱藥之類，聞其氣已馨香可愛，入於口即和順安適；如不中病之藥，即聞其氣已厭惡，入於腹必懊憹。《內經》云臨病人問所便，此真訣也。

今人則信任一人即至死不悔，其故莫解，想必冥冥之中有定數也。又有與此相反者，偶聽人言，即求一試，藥未盡劑，又易一醫，或一日而請數人，各自立說，茫無主張。此時即有高明之人，豈能違眾力爭，以遭謗忌，亦唯隨人唯諾而已。要知病之傳變，各有定期，方之更換，各有次第，藥石亂投，終歸不治，二者事異而害同。唯能不務虛名，專求實效，審察精詳，見機明決，庶幾不以性命為兒戲矣！

秘　方

古聖設立方藥專以治病，凡中病而效者即為秘方，並無別有奇藥也。若無病而服藥，久則必有偏勝之害，或有氣血衰弱，借藥滋補，亦必擇和平純粹之品，審體氣之所偏而稍為資助。如世所為秘方奇術、大熱大補之劑，乃昔人所造以欺人者，無不傷生。

更有一等怪方，乃富貴人賄醫所造者。余曾遇一貴公子，向余求長生方，余應之曰：公試覓一長生之人示我，我乃能造長生之方；若長生者無一人，則天下無長生之方矣。其人有慍色。是時適有老醫在其家，因復向老醫求得之。乃傲余曰：長生方某先生已與我矣，公何獨吝也？余視其方，乃聚天下血肉溫補之藥，故難其製

法，使耳目一新者。

余私謂老醫曰：先生之長生方，從何傳授？老醫曰：子無見哂，子非入世行道之人耳！凡富貴之人，何求不得，唯懼不能長生縱慾耳。故每遇名醫，必求此方，若長生方不知，何以得行其道？我非有意欺彼，其如欲應酬於世，自不得不然耳，後果得厚酬。

余因知天下所傳秘方，皆此類也。此即文成五利之餘術，萬勿以為真可以長生也，速死則有之耳！識此，以醒世之求長生而覓秘方者。

詭　誕

醫藥為人命所關，較他事尤宜敬慎。今乃眩奇立異，竟視為兒戲矣！其創始之人不過欲駭愚人之耳目，繼而互相效尤，竟以為行道之捷徑，而病家則以為名醫異人之處在此，將古人精思妙法反全然不考，其弊何所底止？今略舉數端於下：

人中黃：

腸胃熱毒，偶有用入丸散者。今入煎藥，則是以糞汁灌入而倒其胃矣。

人中白：

飛淨入末藥，若煎服，是以溺汁灌入矣。

鹿茸、麋茸：

俱入丸藥，外症、痘症偶入煎藥。又古方以治血寒久痢，今人以治熱毒時痢，腐腸而死。

河車、臍帶：

補腎丸藥偶用，今入煎劑，腥穢不堪。又臍帶必用數條，肆中以羊腸、龜腸代之。

蚌水：

大寒傷胃。前人有用一二匙，治陽明熱毒。今人用一碗半碗以治小兒，死者八九。

蚯蚓：

痘證用一二條，酒沖，已屬不典。今用三四十條，大毒大寒，服者多死。

蜈蚣、蠐螬（即桑繭）、蠍子、胡蜂：

皆極毒之物，用者多死，間有不死者幸耳！

石決明：

眼科磨光，鹽水煮，入末藥。今亦以此入一切煎劑，何義？

白螺殼：

此收濕摻藥。亦入煎劑，其義何在？

雞子黃：

此少陰不寐引經之藥。今無病不用。

燕窠、海參、淡菜、鹿筋、丑筋、魚肚、鹿尾：

此皆食品，不入藥劑。必須洗浸極淨，加以薑、椒、蔥、酒，方可入口。今與熟地、麥冬、附、桂同煎，則腥臭欲嘔。

醋炒半夏、醋煅赭石、麻油炒半夏：

皆能傷肺，令人聲啞而死。

橘白、橘內筋、荷葉邊、枇杷核、楂核、扁豆殼：
此皆方書所棄，今偏取之以示異。

更有宜炒者反用生，宜切者反用囫圇，此類不可枚舉。

以上各種，其性和平者，服之雖無大害，亦有小損。至諸不常用及腥毒之物，病家皆不能炮製，必至臭穢惡劣。試使立方之人取而自嘗之，亦必伸舌攢眉，嘔吐噦逆。入腹之後，必至脹痛瞀亂，求死不得。然後深悔從前服我藥之人，不知如何能耐此苦楚，恨嘗之不早，枉令人受此荼毒也。

抑思人之求治，不過欲全其命耳！若以從未經驗之方，任意試之，服後又不考其人之生死而屢用之，則終身無改悔之日矣。

嗟乎！死者已矣，孰知其父母妻子之悲號慘戚，有令人不忍見者乎？念及此，能不讀書考古以求萬穩萬全之法者，非人情也。

以上所指，皆近時之弊。若後世此風漸改，必不信世間有如此醫法，反以我言為太過者，豈知並無一語虛妄者乎！

又有疑我為專用寒涼攻伐者，不知此乃為誤用溫補者戒，非謂溫補概不可用也。願世之為醫者，真誠敬慎，勿用非法之方；世之求治者，明察知幾，勿服怪誕之藥，則兩得之也。

宗　傳

　　一切道術，必有本源。未有目不睹漢唐以前之書，徒記時尚之藥數種而可為醫者。今將學醫必讀之書並讀法，開列於下。果能專心體察則胸有定見，然後將後世之書，遍觀博覽，自能辨其是非，取其長而去其短矣。

　　《靈樞經》：

　　此明經絡、臟腑之所以生成，疾病之所由侵犯。針灸家不可不詳考，方脈家略明大義可也。

　　《素問》：

　　此明受病之源及治病之法，千變萬化，無能出其範圍。如不能全讀，擇其精要切實者，熟記可也。

　　《傷寒論》：

　　此一切外感之總訣，非獨治傷寒也。明於此，則六淫之病無不通貫矣。

　　《金匱要略》：

　　此一切雜病之祖方，其諸大症已無不備。能通其理，天下無難治之病矣。

　　《神農本草經》：

　　止三百六十種，自陶弘景以後，藥味日增，用法益廣，至明代李時珍《本草綱目》而大備。其書以本經為主，而以諸家之說附之。讀者字字考驗，則能知古人制方之妙義而用之不窮矣。

《外台秘要》、《千金方》：

二書彙集唐以前之經方、秘方，涉及婦科、兒科、外科，無所不備，博大深微。必明乎《靈樞》、《素問》及仲景之書，方能知所審擇，不至氾濫而無所適從矣。

婦科、兒科：婦人除經、帶、胎、產之外，與男子同。小兒除驚、癇、痧、痘而外，與老壯同。所以古人並無專科，後人不能通貫醫理，只習經、產、驚、痘等方藥，乃有專科。若讀前所列之書，則已無所不能，更取後世所著《婦人良方》、《幼科新書》等參觀可也。

外科：其方亦具《千金方》、《外台秘要》。後世方愈多而法愈備，如《竇氏全書》、《瘍科選粹》，俱可採取。唯惡毒之藥及輕用刀針，斷宜切戒。

《御纂醫宗金鑒》：

源本《靈樞》、《素問》，推崇《傷寒論》、《金匱要略》以為宗旨，後乃博採眾論，嚴其去取，不尚新奇，全無偏執，又無科不備，真能闡明聖學，垂訓後人。足徵聖朝仁民之術，無所不周。習醫者即不能全讀古書，只研究此書，足以名世。何乃不此崇信，而反從事於近世杜撰無稽之說也？

跋

　　《慎疾芻言》一卷，凡十九篇，徐君靈胎所著。徐君初名大椿，更名大業，晚自號洄溪，吳江人，生有異稟。初學舉業，補邑諸生弗屑就，去而窮經；又好讀黃老、陰符，既益氾濫，凡星經、地志、九宮音律、刀劍伎擊、勾卒嬴越之法，靡不通究，各有所述，而於醫理尤邃。

　　其投藥造方，輒與人異。微士迖雲龍病，不言不食者六日，徐君按之曰：此陰陽相搏證也。投以劑，須臾再飲之以湯而躍然。張雨邨生子無肌膚，懼，欲棄之。徐君令以糯米作粉糝其體，裹以絹，埋土中，出其首，乳之兩日夜而皮生。任氏婦患風痺，兩股如針刺，徐君令作厚裀，遣幹嫗挽持之，任其顛撲叫號，汗出始釋，竟勿藥而癒。市有好拳勇者與人角而受傷氣絕矣，徐君令覆臥之，拳擊其尻三，忽嘔黑血數升而蘇。其切脈能決人壽夭窮達，後皆驗。

　　乾隆庚辰，詔訪海內名醫，有以徐君名薦者，高宗純皇帝欲官之，固辭歸。乾隆辛卯再召入京，年已七十有九，是冬卒於京師。詔賜白金，贈文林郎。徐君權奇，自喜舞槍奪槊，有不可一世之，晚益放達，自題墓門云：滿山靈草仙人藥，一徑青松處士墳。所著醫書如：《難經經釋》、《神農本草百種錄》、《醫學源流論》、《傷寒類方》等若干卷，皆行於世。

　　是書之作，蓋有鑒於庸醫之誤人，救其失而補其漏，反覆萬餘言，大聲疾呼，欲令人驚心動魄，豁然開悟。嗚呼！其用心可謂至矣！夫良醫之治疾也，多一良醫而得全者眾，少一庸醫而得全者尤眾。徐君是書，則可化庸醫為良醫，並可勿藥有喜也，其有功於時為何如耶？彭詠莪侍郎視學閩中，既刊行此書，郵寄京師，囑重付剞劂，以廣其傳。余考府志，諗徐君本末，因跋卷尾，俾讀者知其梗概云。

　　　道光二十有八年戊中秋九月　　吳縣潘曾瑋

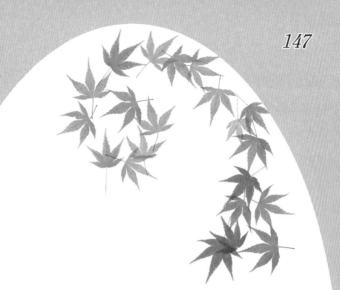

洄溪醫案

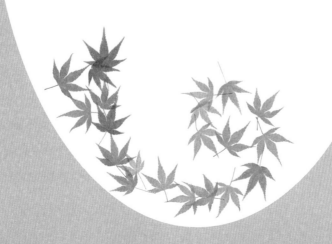

序

　　袁簡齋太史作《靈胎先生傳》云：欲採其奇方異術，以垂醫鑒而活蒼生。因倉促不可得，僅載迕耕石汪令聞數條而語焉未詳，余甚惜之。

　　今夏呂君慎庵以《洄溪醫案》鈔本一卷寄贈云：得之徐氏及門金君復村者。余讀之如獲鴻寶，雖秘本而方藥不甚詳，然其穿穴膏肓，神施鬼設之伎，足以垂醫鑒而活蒼生。爰為編次，竊附管窺，用俟高明，梓以傳世，余殷望焉。

　　　　咸豐五年歲次乙卯十月　海昌後學王士雄

中　風

　　葑門金姓，早立門首，卒遇惡風，口眼喎斜，噤不能言。醫用人參、桂、附諸品，此近日時醫治風證不祧之方也。促余視之，其形如屍，面赤氣粗，目瞪脈大，處以祛風消痰清火之劑。

　　其家許以重貲，留數日。余曰：我非行道之人，可貨取也，固請。余曰：與其誤藥以死，莫若服此三劑。醒而能食，不服藥可也。後月餘，至余家拜謝。問之，果服三劑而起，竟不敢服他藥。唯腿膝未健，手臂猶麻，為立膏方而痊癒。

　　此正《內經》所謂虛邪賊風也。以辛熱剛燥治之固非，以補陰滋膩治之亦謬。治以辛涼，佐以甘溫，《內經》有明訓也。

　　運使王公敘揆，自長蘆罷官歸里，每向余言：手足麻木而痰多。余謂：公體本豐腴，又善飲啖，痰流經脈，宜撙節為妙。一日忽昏厥遺尿，口噤手拳，痰聲如鋸，皆屬危證。醫者進參、附、熟地等藥，煎成未服。余診其脈洪大有力，面赤氣粗，此乃痰火充實，諸竅皆閉，服參、附立斃矣。

　　以小續命湯去桂、附加生大黃一錢，為末，假稱他藥納之，恐旁人之疑駭也。戚黨莫不譁然，太夫人素信余，力主服余藥，三劑而有聲，五劑而能言，然後以消

痰養血之藥調之，一月後步履如初。

張由巷劉松岑，素好飲，後結酒友數人，終年聚飲，余戒之不止，時年才四十。除夕向店沽酒，稱銀手振，稱墜而身亦仆地，口噤不知人，急扶歸。歲朝遣人邀余，與以至寶丹數粒，囑其勿服他藥，恐醫者知其酒客，又新納寵，必用溫補也。初五至其家，竟未服藥，診其脈弦滑洪大，半身不遂，口強流涎，乃濕痰注經傳腑之證。

余用豁痰驅濕之品，調之月餘而起，一手一足不能如舊，言語始終艱澀。初無子，病癒後連舉子女，皆成立，至七十三歲而卒。

誰謂中風之人不能永年耶？凡病在經絡筋骨，此為形體之病，能延歲月，不能除根。若求全癒，過用重劑，必至傷生。富貴之人聞此等說，不但不信，且觸其怒，於是諂諛之人群進溫補，無不死者，終無一人悔悟也。

西門外汪姓，新正出門，遇友於途，一揖而仆，口噤目閉，四肢癱瘓，抬歸不省人事。醫亦用人參、熟地等藥。

其母前年曾抱危疾，余為之治癒，故信余求救。余曰：此所謂虛邪賊風也，以小續命湯加減，醫者駭謂：壯年得此，必大虛之證，豈可用猛劑？

其母排眾議而服之。隔日再往，手攬余衣，兩足踏

地，欲作叩頭勢。余曰：欲謝余乎？亟點首，余止之。復作垂涕感恩狀，余慰之，且謂其母曰：風毒深入，舌本堅硬，病雖癒，言語不能驟出，毋驚恐而誤投溫補也。果月餘而後能言，百日乃痊。

東山席以萬，年六十餘，患風痹，時醫總投溫補，幸不至如近日之重用參、附，病尚未劇。余診之，脈洪而氣旺，此元氣強實之體而痰火充盛耳。清火消痰以治標，養血順氣以治本。然經絡之痰無痊癒之理，於壽命無傷，十年可延也。以平淡之方，隨時增損，調養數載，年七十餘始卒。此所謂人實證實，養正驅邪以調和之，自可永年；重藥傷正，速之死耳。

叔子靜素無疾，一日，余集親友小酌，叔亦在座吃飯。至第二碗僅半，頭忽垂，箸亦落，同座問曰：醉耶？不應。又問：骨鯁耶？亦不應。細視之，目閉而口流涎，群起扶之別座，則頸已歪，脈已絕，痰聲起，不知人矣。亟取至寶丹灌之，始不受，再灌而咽下。

少頃開目，問扶者曰：此何地也？因告之故，曰：我欲歸。扶之坐輿內以歸。處以驅風消痰安神之品，明日已能起，唯軟弱無力耳，以後亦不復發。此總名卒中，亦有食厥，亦有痰厥，亦有氣厥，病因不同。如藥不預備，則一時氣不能納，經絡閉塞，周時而死。如更以參、附等藥，助火助痰，則無一生者。及其死也，則以為病本不治，非溫補之誤，舉世皆然也。

雄按：《資生經》云：有人忽覺心腹中熱甚，或曰：此中風之候，與治風藥而風不作。夷陵某太守，夏間忽患熱甚，乃以水灑地，設簞臥其上，令人扇之，次日忽患中風而卒，人但咎其臥水簞而用扇也。暨見一澧陽老婦，見證與太守同，因服小續命湯而癒。合而觀之，乃知中風由心腹中多大熱而作也。

徐氏之論，正與此合。《易經》曰：風自火出。諺云：熱極生風。何世人之不悟耶？若可用參、附等藥者，乃脫證治法，不可誤施於閉證也。

惡　風

湖州副總戎穆公廷弼，氣體極壯，忽患牙緊不開，不能飲食，絕粒者五日矣。延余治之，晉接如常，唯呼饑耳。余啟視其齒，上下只開一細縫，撫其兩頰，皮堅如革，細審病情，莫解其故。

因問曰：此為惡風所吹，公曾受惡風否？曰：無之。既而恍然曰：誠哉。二十年前曾隨圍口外，臥帳房中，夜半怪風大作，帳房拔去，卒死者三人，我其一也。灌以熱水，二人生而一人死。我初醒，口不能言者二日，豈至今復發乎？余曰：然。乃戲曰：凡治皮之工，皮堅則消之，我今欲用藥消公之頰皮也。乃以蜈蚣頭、蠍子尾及朴硝、硼砂、冰片、麝香等藥擦其內，又以大黃、牙皂、川烏、桂心等藥塗其外，如有痰涎則吐出。

明晨余臥未起，公啟戶曰：真神仙也，早已食粥數碗矣。遂進以驅風養血膏而癒。蓋邪之中人，深則伏於臟腑骨脈之中，精氣旺則不發，至血氣既衰，或有所感觸，雖數十年之久，亦有復發者。不論內外之證盡然，亦所當知也。

雄按：皮膚頑痺，非外治不為功。此因其堅如革，故多用毒烈之品也。

周　痺

烏程王姓，患周痺證，遍身疼痛。四肢癱瘓，日夕叫號，飲食大減，自問必死，欲就余一決。家人垂淚送至舟中，余視之曰：此曆節也。病在筋節，非煎丸所能癒，須用外治。

乃遵古法，敷之、拓之、蒸之、薰之，旬日而疼痛稍減，手足可動，乃遣歸，月餘而病癒。

大凡營衛臟腑之病，服藥可至病所；經絡筋節俱屬有形，煎丸之力如太輕，則不能攻邪，太重則恐傷其正。必用氣厚力重之藥，敷、拓、薰、蒸之法，深入病所，提邪外出，古人所以獨重針灸之法。醫者不知，先服風藥不驗，即用溫補，使邪氣久留，即不死亦為廢人，在在皆然，豈不冤哉！

雄按：風藥耗營液，溫補實隧絡，皆能助邪益痛。若輕淡清通之劑，正宜頻服，不可徒恃外治也。

痱

新郭沈又高，續娶少艾，未免不節，忽患氣喘厥逆，語澀神昏，手足不舉。醫者以中風法治之，病益甚。余診之曰：此《內經》所謂痱證也。少陰虛而精氣不續，與大概偏中風、中風痰厥、風厥等病，絕不相類。劉河間所立地黃飲子，正為此而設，何醫者反忌之耶？一劑而喘逆定，神氣清，聲音出，四肢展動，三劑而病除八九。調以養精益氣之品而癒。余所見類中而宜溫補者，止此一人，識之，以見余並非禁用補藥，但必對證，乃可施治耳。

雄按：古云真中屬實，類中多虛，其實不然。若其人素稟陽盛，過啖肥甘，積熱釀痰，壅塞隧絡，多患類中。治宜化痰清熱，流利機關。自始至終，忌投補滯。徐氏謂宜於溫補者不多見，洵閱歷之言也。

傷　寒

蘇州柴行倪姓，傷寒失下，昏不知人，氣喘舌焦，已辦後事矣。余時欲往揚州，泊舟桐涇橋河內，適當其門，晚欲登舟，其子哀泣求治。余曰：此乃大承氣湯證也，不必加減。書方與之，戒之曰：一劑不下則更服，下即止。遂至揚，月餘而返，其人已強健如故矣，古方之神效如此。

凡古方與病及證俱對者，不必加減；若病同而證稍有異，則隨證加減，其理甚明，而人不能用。若不當下者反下之，遂成結胸，以致聞者遂以下為戒，顛倒若此，總由不肯以仲景《傷寒論》潛心體認耳。

刖足傷寒

嘉善黃姓，外感而兼鬱熱，亂投藥石，繼用補劑，邪留經絡，無從而出，下注於足，兩脛紅腫大痛，氣逆沖心，呼號不寐。余曰：此所謂刖足傷寒也，足將落矣。急用外治之法，薰之，蒸之，以提毒散瘀，又用丸散內消其痰火，並化其毒涎從大便出，而以辛涼之煎劑托其未透之邪，三日而安。

大凡風寒留於經絡，無從發洩，往往變為癰腫，上為發頤，中為肺癰、肝癰、痞積，下為腸癰、便毒；外則散為斑疹、瘡瘍；留於關節則為痿痹拘攣；注於足脛則為刖足矣。此等證俱載於《內經》諸書，自內外科各分一門，此等證遂無人知之矣。

外感停食

淮安大商楊秀倫，年七十四。外感停食，醫者以年高素豐，非補不納，遂致聞飯氣則嘔，見人飲食輒叱曰：此等臭物，虜汝等如何吃下？不食不寢者匝月，唯以參湯續命而已，慕名來聘。

余診之曰：此病可治，但我所立方必不服，不服則必死。若徇君等意以立方亦死，不如竟不立也。群問：當用何藥？余曰：非生大黃不可。眾果大駭，有一人曰：姑俟先生定方，再商其意。蓋謂千里而至，不可不周全情面，俟藥成而私棄之可也。

余覺其意，煎成，親至病人所強服，旁人皆惶恐無措，止服其半，是夜即氣平得寢，並不瀉。明日全服一劑，下宿垢少許，身益和。第三日寢晨，余臥書室中未起，聞外嘩傳曰：老太爺在堂中掃地。余披衣起詢，告者曰：老太爺久臥思起，欲親來謝先生。出堂中，因果殼盈積，乃自用帚掠開，以便步履。旋入余臥所久談。早膳至，病者觀食，自向碗內撮數粒嚼之。且曰：何以不臭？從此飲食漸進，精神如舊。

群以為奇，余曰：傷食惡食，人所共知，去宿食則食自進，老少同法。今之醫者，以老人停食不可消，止宜補中氣以待其自消，此等亂道，世反奉為金針，誤人不知其幾也。余之得有聲淮揚者以此。

時　證

西塘倪福征，患時證，神昏脈數，不食不寢，醫者謂其虛，投以六味等藥，此方乃浙中醫家不論何病必用之方也。遂粒米不得下咽，而煩熱益甚，諸人束手。

余診之曰：熱邪留於胃也，凡外感之邪，久必歸陽明。邪重而有食，則結成燥矢，三承氣主之；邪輕而無

食，則凝為熱痰，三瀉心湯主之。乃以瀉心湯加減及消痰開胃之藥，兩劑而安。諸人以為神奇，不知此乃淺近之理，《傷寒論》具在，細讀自明也。若更誤治，則無生理矣。

雄按：韓堯年，年甫逾冠，體素豐而善飲。春間偶患血溢，廣服六味等藥。初夏患身熱痞脹，醫投瀉心、陷胸等藥，遂脹及少腹，且拒按，大便旁流，小溲不行，煩熱益甚，湯飲不能下咽，譫語唇焦。改用承氣、紫雪，亦如水投石。

延余視之，黃苔滿厚而不甚燥，脈滑數而按之虛軟，不過濕熱阻氣，升降不調耳。以枳桔湯加白前、紫菀、射干、馬兜鈴、杏仁、厚朴、黃芩，用蘆根湯煎。一劑譫語止，小溲行；二劑旁流止，胸漸舒；三劑可進稀糜；六劑胸腹皆舒，粥食漸加。改投清養法，又旬日得解燥矢而愈。諸人亦以為神奇，其實不過按證設法耳。

又按：今夏醫賈戴七，患暑濕，余以清解法治之，熱退知饑。家人謂其積勞多虛，遽以補食啖之，三日後二便皆閉，四肢腫痛，氣逆沖心，呼號不寐。又乞余往視，乃余邪得食而熾，壅塞胃腑，腑氣實則經氣亦不通，而機關不利也。

以葦莖湯去薏苡仁，加瓜蔞仁、枳實、梔子、萊菔子、黃芩、桔梗，煎調元明粉，外用蔥白杵爛，和蜜塗之。小溲先通，大便隨行，三日而愈。

遊　魂

郡中蔣氏子，患時證，身熱不涼，神昏譫語，脈無倫次。余診之曰：此遊魂證也，雖服藥必招其魂。因訪招魂之法，有鄰翁謂曰：我聞虔禱灶神，則能自言。父如其言，病者果言曰：我因看戲，小台倒，幾被壓受驚，復往城隍廟中散步，魂落廟中，當以肩輿抬我歸。如言往招。

明日延余再診，病者又言：我魂方至房門，為父親衝散，今早魂臥被上，又為母親疊被掉落，今不知所向矣，咆哮不已。余慰之曰：無憂也，我今還汝。

因用安神鎮魄之藥，加豬心尖、辰砂，絳帛包裹，懸藥罐中煎服，戒曰：服藥得寢，勿驚醒之，熟寐即神合。果一劑而安，調理而癒，問之俱不知也。

失　魂

平湖張振西，壁鄰失火受驚，越數日而病發，無大寒熱，煩悶不食，昏倦不寐。余視之，頗作寒暄語而神不接。余曰：此失魂之證，不但風寒深入，而神志亦傷，不能速癒，亦不可用重劑，以煎方祛邪，以丸散安神，乃可漸復。時正歲除，酌與半月之藥而歸。

至新正元宵，始知身在臥室間，問前所為，俱不知也。至二月身已健，同其弟元若來謝，候余山中。且

曰：我昨晚腦後起一瘰，微痛。余視之，驚曰：此玉枕疽也，大險之證。此地乏藥，急同之歸，外提內托，諸法併用。其弟不能久留，先歸。明晨，我子大驚呼余曰：張君危矣。

余起視之，頭大如斗，唇厚寸餘，目止細縫，自頂及肩，膿皰數千，唯神不昏憒，毒未攻心，尚可施救，急遣舟招其弟。余先以護心藥灌之，毋令毒氣攻內，乃用煎劑從內托出，外用軟堅消腫、解毒提膿之藥敷之，一日而出毒水斗餘，至晚腫漸消，皮皺。明日口舌轉動能食，竟不成疽，瘡口僅如錢大，數日結痂。其弟聞信而至，已癒八九矣。凡病有留邪而無出路，必發腫毒，患者甚多，而醫者則鮮能治之也。

揚州吳運台夫人，患消證，晝夜食粥數十碗，氣逆火炎，通夕不寢。余診之，六脈細數不倫，神不清爽。余曰：此似祟脈，必有他故，其家未信。忽一日，僕婦晨起入候，見床上一女盛妝危坐，以為夫人也，諦視則無有，因以告。夫人曰：此女常臥我床內，以此不能成寐，而煩渴欲飲耳。

服余藥未甚效，一夕夜將半，病者大呼曰：速請三舅爺來，切不可啟門，啟門則我魂必走出。三舅爺者，即其弟唐君悔生也，臥室遼隔，呼之不能聞。女僕私啟門邀之，魂即隨出，遍歷廳堂廊廡及平昔足未經行者，遇唐君趨至，魂堅執其辮，仍返房，見已身臥床上。唐君撫之，魂遂歸附於身。問所寓目皆不爽，細考所見之

女，乃運台聘室也，未成婚而卒。卒之時，囑其父母，吳郎必顯貴，我死須懇其血食我，而葬我於祖墓。運台服官後，未暇辦，故為祟。

運台謂余曰：君言有為祟者，考果驗，真神人也。將何以慰之？余曰：鬼有所歸，乃不為厲，公當迎柩厝墓，立位而祀之可也。運台依余言以行，然後服藥有功而病根永除矣。

祟　病

同里朱翁元亮，僑居郡城。歲初，其媳往郡拜賀其舅。舟過婁門，見城上蛇王廟，俗云燒香能免生瘡腫，因往謁焉。歸即狂言昏冒，舌動如蛇，稱蛇王使二女僕一男僕來迎。

延余診視，以至寶丹一丸遣老嫗灌之，病者言此係毒藥，必不可服，含藥噴嫗，嫗亦仆，不省人事，舌伸頸轉，亦作蛇形。另易一人灌藥訖，病者言一女使被燒死矣。凡鬼皆以朱砂為火也。次日煎藥，內用鬼箭羽，病者又言一男使又被射死矣，鬼以鬼箭為矢也。從此漸安，調以消痰安神之品，月餘而癒。此亦客忤之類也，非金石及通靈之藥不能奏效。

林家巷周宅看門人之妻縊死，遇救得蘇，余適寓周宅，隨眾往看，急以紫金錠搗爛，水灌之而醒。明日又縊亦遇救，余仍以前藥灌之。

因詢其求死之故，則曰：我患心疼甚，有老嫗勸我將繩繫頸則痛除矣，故從之，非求死也。

余曰：此嫗今安在？則曰：在裡床。視之無有。則曰：相公來，已去矣。余曰：此縊死鬼，汝痛亦由彼作祟，今後若來，汝即嚼余藥噴之。婦依余言，嫗至，曰：爾口中何物，欲害我耶？詈罵而去。其自述如此，蓋紫金錠之辟邪神效若此。

同學李鳴古，性誠篤而能文，八分書為一時冠。家貧不得志，遂得奇疾。日夜有人罵之，聞聲而不見其形，其罵語惡毒不堪，遂惱恨終日，不寢不食，多方曉之不喻也。其世叔何小山先生甚憐之，同余往診。

李曰：我無病，唯有人罵我耳。余曰：此即病也，不信。小山喻之曰：子之學問人品，人人欽服，豈有罵汝之人耶？李變色泣下曰：他人勸我猶可，世叔亦來勸我，則不情甚矣。昨日在間壁罵我一日，即世叔也，何今日反來面諛耶？小山云：我昨在某處竟日，安得來此？且汝間壁是誰家，我何從入？愈辨愈疑，唯垂首浩歎而已，卒以憂死。

瘟　疫

雍正十年，昆山瘟疫大行，因上年海嘯，近海流民數萬，皆死於昆，埋之城下。至夏暑蒸屍氣，觸之成病，死者數千人。汪翁天成亦染此症，身熱神昏，悶亂

煩躁，脈數無定。余以清涼芳烈如鮮菖蒲、澤蘭葉、薄荷、青蒿、蘆根、茅根等藥，兼用辟邪解毒丸散進之，漸知人事。因自述其昏暈時所歷之境，雖言之鑿鑿，終虛妄不足載也。

余始至昆時，懼應酬不令人知，會翁已癒，余將歸矣。不妨施濟，語出而求治者二十七家，檢其所服，皆香燥升提之藥，與證相反。余仍用前法療之，歸後有葉生為記姓氏，癒者二十四，死者止三人，又皆為他醫所誤者，因知死者皆枉。

凡治病不可不知運氣之轉移，去歲因水濕得病，濕甚之極，必兼燥化，《內經》言之甚明。況因證用藥，變化隨機，豈可執定往年所治祛風逐濕之方，而以治瘟邪燥火之證耶？

雄按：風濕之邪，一經化熱，即宜清解，溫升之藥，咸在禁例。喻氏論疫，主以解毒，韙矣。而獨表彰敗毒散一方，不知此方雖名敗毒，而群集升散之品，凡溫邪燥火之證，犯之即死，用者審之。

暑

同學趙子雲，居太湖之濱，患暑痢甚危，留治三日而癒。時值亢旱，人忙而舟亦絕少，余欲歸不能。唯鄰家有一舟，適有病人氣方絕，欲往震澤買棺，乞借一日不許。有一老嫗指余曰：此即治趙某病癒之人也。今此婦少年戀生甚，故氣不即斷，盍求一診，余許之。

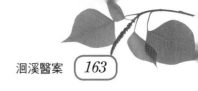

　　脈絕而心尚溫，皮色未變，此暑邪閉塞諸竅，未即死也。為處清暑通氣方，病家以情不能卻，借舟以歸。越數日，子雲之子來，詢之，一劑而有聲，二劑能轉側，三劑起矣。

　　余寓郡中林家巷，時值盛暑，優人某之母，忽嘔吐厥僵，其形如屍而齒噤不開，已辦後事矣。居停之，僕慫優求救於余。余因近鄰往診，以箸啟其齒，咬箸不能出。余曰：此暑邪閉塞諸竅耳。

　　以紫金錠二粒水磨灌之，得下，再服清暑通氣之方。明日，余泛舟遊虎阜，其室臨河，一老嫗坐視窗榻上，彷彿病者。歸訪之，是夜黃昏即能言，更服煎劑而痊癒。此等治法，極淺極易，而知者絕少。蓋邪逆上諸竅皆閉，非芳香通靈之藥，不能即令通達，徒以煎劑灌之，即使中病，亦不能入於經竅，況又誤用相反之藥，豈能起死回生乎？

　　蘆墟迮耕石，暑熱壞證，脈微欲絕，遺尿譫語，尋衣摸床，此陽越之證，將大汗出而脫。急以參附加童便飲之，少蘇而未識人也。余以事往郡，戒其家曰：如醒而能言，則來載我。越三日來請，亟往，果生矣。醫者謂前藥已效，仍用前方煎成未飲。余至，曰：陽已回，火復熾，陰欲竭矣，附子入咽即危。命以西瓜啖之，病者大喜，連日啖數枚，更飲以清暑養胃而癒。

　　後來謝述昏迷所見，有一黑人立其前欲啖之，即寒冷入骨，一小兒以扇驅之，曰：汝不怕霹靂耶？黑人

曰：熬爾三霹靂，奈我何？小兒曰：再加十個西瓜何如？黑人惶恐而退。余曰：附子古名霹靂散，果服三劑，非西瓜則伏暑何由退？其言皆有證據，亦奇事也。

雄按：袁簡齋太史作《靈胎先生傳》載此案云，先投一劑，須臾目瞑能言，再飲以湯，竟躍然起。故張柳吟先生以為再飲之湯，當是白虎湯。今原案以西瓜啖之，因西瓜有天生白虎湯之名。而袁氏遂下一湯字，致啟後人之疑，序事不可不慎，此類是矣。

毛履和之子介堂，暑病熱極，大汗不止，脈微肢冷，面赤氣短，醫者仍作熱證治。余曰：此即刻亡陽矣，急進參附以回其陽，其祖有難色。余曰：辱在相好，故不忍坐視，亦豈有不自信而嘗試之理，死則願甘償命。乃勉飲之，一劑而汗止，身溫得寐，更易以方，不十日而起。

同時東山許心一之孫倫五，病形無異，余亦以參附進，舉室皆疑駭，其外舅席際飛篤信余，力主用之，亦一劑而復。但此證乃熱病所變，因熱甚汗出而陽亡，苟非脈微足冷，汗出舌潤，則仍是熱證，誤用即死，死者甚多，傷心慘目。此等方非有實見，不可試也。

雄按：舌潤二字，最宜切記。

閶門內香店某姓，患暑熱之證，服藥既誤，而樓小向西，樓下又香燥之氣薰爍津液，厥不知人，舌焦目裂。其家去店三里，欲從烈日中抬歸以待斃。

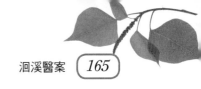

余曰：此證固危，然服藥得法，或尚有生機。若更暴於烈日之中，必死於道矣。

先進以至寶丹，隨以黃連香薷飲兼竹葉石膏湯加蘆根，諸清涼滋潤之品徐徐灌之。一夕而目赤退，有聲，神氣復而能轉側；二日而身和，能食稀粥，乃歸家調養而瘥。

雄按：此證已津液受爍，舌焦目裂矣，則用至寶丹不如用紫雪，而香薷亦可議也。

常熟席湘北，患暑熱證已十餘日，身如熾炭，手不可近，煩躁昏沉，聚諸汗藥，終無點汗。余曰：熱極津枯，汗何從生？處以滋潤清芳之品，三劑。頭先有汗，漸及手臂，繼及遍身而熱解。

蓋發汗有二法，濕邪則用香燥之藥，發汗即以去濕；燥病則用滋潤之藥，滋水即以作汗。其理易知，而醫者茫然，可慨也。

洞庭後山席姓者，暑邪內結，厥逆如屍，唯身未冷，脈尚微存，所謂屍厥也。余謂其父曰：邪氣充塞，逼魂於外，通其諸竅，魂自返耳。先以紫金錠磨服，後用西瓜、蘆根、蘿蔔、甘蔗打汁，時時灌之，一日兩夜，納二大碗而漸蘇。

問之，則曰：我坐新廟前大石上三日，見某家老嫗，某家童子，忽聞香氣撲鼻，漸如身在室中，有一人臥床上，我與之相併，乃能開目視物矣。

新廟者，前山往後山必由之路，果有大石。詢兩家老嫗、童子俱實有其事。此類甚多，不能盡述，其理固然，非好言怪也。

閶門龔孝維，患熱病，忽手足拘攣，呻吟不斷，瞀亂昏迷，延余診視。脈微而躁，膚冷汗出，陽將脫矣。急處以參附方。

親戚滿座謂大暑之時，熱病方劇，力屏不用。其兄素信余，違眾服之，身稍安。明日更進一劑，漸蘇能言，余乃處以消暑養陰之方而癒。

郡中友人蔣奕蘭，氣體壯健，暑月於親戚家祝壽，吃湯餅過多，回至閶門，又觸臭穢，痧暑夾食，身熱悶亂。延醫治之，告以故，勉用輕藥一劑，亦未能中病也。況食未消而暑未退，豈能一劑而癒？明日複診曰：服清理而不癒，則必虛矣。即用參附，是夕煩躁發昏，四肢厥冷，復延名醫治之，曰：此虛極矣。更重用參附，明日熱冒昏厥而斃。

余往唁之，傷心慘目，因念如此死者，遍地皆然，此風何時得息？又傷親故多遭此禍，歸而作《慎疾芻言》，刻印萬冊，廣送諸人，冀世人之或悟也。

雄按：《慎疾芻言》，今罕流傳，海豐張柳吟先生加以按語，改題曰《醫砭》，欲以砭庸流之陋習也。余已刊入叢書。

暑邪熱呃

東山席士後者，暑月感冒，邪留上焦，神昏呃逆，醫者以為壞證不治，進以參附等藥，呃益甚。

余曰：此熱呃也。呃在上焦，令食西瓜，群醫大嘩。病者聞余言即欲食，食之呃漸止，進以清降之藥，二劑而諸病漸癒。

又有戚沈君倫者，年七十，時邪內陷而呃逆，是時余有揚州之行，乃囑相好尤君在涇曰：此熱呃也，君以枇杷葉、鮮蘆根等清降之品飲之必癒。尤君依余治之亦痊。

蓋呃逆本有二因：由於虛寒，逆從臍下而起，其根在腎，為難治。由於熱者，逆止在胸臆間，其根在胃，為易治，輕重懸絕。世人謂之冷呃，而概從寒治，無不死者，死之後，則云凡呃逆者，俱為絕證。

不知無病之人，先冷物，後熱物，冷熱相爭，亦可呃逆，不治自癒，人所共見，何不思也。

瘧

洞庭姜錫常長郎佩芳，體素弱而患久瘧，時余應山前葉氏之招，便道往晤。佩芳出，診色夭脈微，而動易出汗。余駭曰：汝今夕當大汗出而亡陽矣，急進參附，或可挽回。其父子猶未全信，姑以西洋參三錢，偕附子

飲之，仍回葉宅。

夜二鼓叩門聲甚急，啟門，而錫常以肩輿來迎，至則汗出如膏，兩目直視，氣有出無入，猶賴服過參附，陽未遽脫，適余偶帶人參錢許，同附子、童便灌入，天明而汗止陽回，始知人事。然猶聞聲即暈，倦臥不能起者兩月，而後起坐。

上工治未病，此之謂也。如此危急之證，不但誤治必死，即治之稍遲，亦不及挽回。養生者，醫理不可不知也。

痢

崇明施姓，遷居郡之盤門，其子患暑毒血痢，晝夜百餘行，痛苦欲絕。嘉定張雨亭，其姻戚也，力懇余診之。余曰：此熱毒蘊結。治之以黃連、阿膠等藥，一服而去十之七八矣。明日再往，神清氣爽，面有喜色。余有事歸家，約隔日重來。歸後遇風潮，連日行舟斷絕，三日後乃得往診。

病者怒目視余，問以安否，厲聲而對曰：用得好藥，病益重矣。余心疑之，問其父，曾服他人藥否？隱而不言。余甚疑之，辭出，有二醫者入門。

因托雨亭訪其故，其父因余不至，延郡中名醫，仍進以人參、乾薑等藥。紿病者曰：視汝脈者此地名醫，而藥則用徐先生方也。及服而痛愈劇，痢益增，故恨余入骨耳，豈不冤哉！又聞服藥之後，口乾如出火，欲啖

西瓜。醫者云：痢疾吃西瓜必死。欲求涼水，尤禁不與，因紿其童取井水漱口，奪盆中水飲其半，號呼兩日而死。

近日治暑痢者，皆用《傷寒論》中治陰寒入臟之寒痢法，以理中湯加減，無不腐臟慘死，甚至有七竅流血者，而醫家病家視為一定治法，死者接踵，全不知悔，最可哀也。

東山葉寶倫，患五色痢，每日百餘次，余悉治痢之法治之，五六日疾如故。私竊怪之，為撫其腹，腹內有塊，大小各一，儼若葫蘆形，余重揉之，大者裂破有聲，暴下五色濃垢斗許，置烈日中，光彩炫目，以後痢頓減，飲食漸進。再揉其小者，不可執持，亦不能消，痢亦不全止。令其不必專力治之，唯以開胃消積之品，稍稍調之，三四月而後塊消痢止。

大抵積滯之物，久則成囊成癖，凡病皆然，古人原有此說。但元氣已虛，不可驟消，唯養其胃氣，使正足自能驅邪，但各有法度，不可併邪亦補之耳。

瘧痢

東山姜錫常，氣體素弱，又患瘧痢，每日一次，寒如冰而熱如炭，隨下血痢百餘次，委頓無生理。因平日相契，不忍委之，朝夕診視，為分途而治之，寒禦其寒，熱清其熱，痢止其痢，俱用清和切病之品，以時消息。而最重者在保其胃氣，無使生機又絕。經云：食養

盡之，無使過之，傷其正也。諸證以次漸減而癒。

或謂如此大虛，何以不用峻補？余曰：寒熱未止，必有外邪，血痢未清，必有內邪，峻補則邪留不去，如此虛人，可使邪氣日增乎？去邪毋傷正，使生機漸達，乃為良策。錫常亦深會此意，而醫理漸明，嗣後小病皆自治之，所謂三折肱者也。

畏　寒

洞庭卜夫人，患寒疾，有名醫進以參、附，日以為常，十年以來，服附子數十斤，而寒愈劇，初冬即四面環火，綿衣幾重，寒栗如故。余曰：此熱邪並於內，逼陰於外。《內經》云：熱深厥亦深。又云：熱極生寒。當散其熱，使達於外。用蘆根數兩，煎清涼疏散之藥飲之，三劑而去火，十劑而減衣，常服養陰之品而身溫。

逾年，附毒積中者盡發，周身如火燒，服寒涼得少減，既又遍體及頭、面、口、鼻俱生熱瘡，下體俱腐爛，膿血淋漓。余以外科治熱毒之法治之，一年乃復。以後年彌高而反惡熱，與前相反。如不知其理，而更進以熱藥，則熱併於內，寒併於外，陰陽離絕而死，死之後，人亦終以為陽虛而死也。

畏　風

嘉善許閣學竹君夫人抱疾，醫過用散劑以虛其表，

繼用補劑以固其邪，風入營中，畏風如矢，閉戶深藏者數月，與天光不相接，見微風則發寒熱而暈，延余視。余至臥室，見窗槅皆重布遮蔽，又張帷於床前，暖帳之外，周以苦單。診其脈微軟無陽，余曰：先為藥誤而避風太過，陽氣不接，衛氣不閉，非照以陽光不可，且曬日中，藥乃效。閣學謂見日必有風，奈何？曰：姑去其瓦，令日光下射曬之何如？如法行之，三日而能啟窗戶，十日可見風，諸病漸癒。

明年閣學挈眷赴都，舟停河下，邀余定常服方。是日大風，臨水窗候脈，余甚畏風，而夫人不覺也。蓋衛氣固，則反樂於見風，此自然而然，不可勉強也。

雄按：論證論治，可與戴人頡頏。

痰

嘉興朱宗周，以陽盛陰虧之體，又兼痰凝氣逆，醫者以溫補治之，胸膈痞塞而陽道痿。群醫謂脾腎兩虧，將恐無治，就余於山中。余視其體豐而氣旺，陽升而不降，諸竅皆閉，笑謂之曰：此為肝腎雙實證。先用清潤之品，加石膏以降其逆氣；後以消痰開胃之藥，滌其中宮；更以滋腎強陰之味鎮其元氣，陽事即通。

五月以後，妾即懷孕，得一女。又一年，復得一子。唯覺周身火太旺，更以養陰清火膏丸為常饌，一或間斷，則火旺隨發，委頓如往日之情形矣。而世人乃以熱藥治陽痿，豈不謬哉。

雄按：今秋藩庫吏孫位申，積勞善怒，陡然自汗凜寒，脘疼咳逆，嘔吐苦水，延余診之。脈弦軟而滑，形瘦面黧，苔黃不渴，溲赤便難，以二陳去甘草，加沙參、竹茹、枇杷葉、竹葉、黃連、蔞仁為劑。渠云陽痿已匝月矣，恐不可服此涼藥。余曰：此陽氣上升，為痰所阻而不能下降耳。一服逆平痛定，嘔罷汗止，即能安穀。原方加人參，旬日陽事即通，諸恙若失。

蘇州府治東首楊姓，年三十餘，以狎遊私用父千金，父庭責之，體虛而兼鬱怒，先似傷寒，後漸神昏身重。醫者以為純虛之證，唯事峻補，每日用人參三錢，痰火愈結，身強如屍，舉家以為萬無生理。余入視時，俱環而泣。余診畢，又按其體，遍身皆生痰核，大小以千計，余不覺大笑，泣者盡駭。余曰：諸人之泣，以其將死耶？試往府中借大板重打四十亦不死也。其父聞之頗不信，曰：如果能起，現今吃人參費千金矣，當更以千金為壽。余曰：此可動他人，余無此例也，各盡其道而已。立清火安神極平淡之方，佐以末藥一服，三日而能言，五日而能坐，一月而行動如常。

其時牡丹方開，其戚友為設飲花前以賀。余適至，戲之曰：君服人參千金而幾死，服餘末藥而癒，藥本可不償乎？其母舅在旁曰：必當償，先生明示幾何？余曰：增病之藥值千金，去病之藥自宜倍之。病者有驚惶色，余曰：無恐，不過八文錢，蘿蔔子為末耳。尚有服剩者，群取視之，果蔔子也，相與大笑。

其周身結核，皆補住痰邪所凝成者，半載方消。邪之不可留如此，幸而結在膚膜，若入臟則死已久矣。

雄按：今夏劉午亭，年六十三歲，久患痰喘自汗，群醫皆以為虛，補劑備施，竟無效。徐月岩囑其浼余視之，汗如雨下，扇不停揮，睛凸囟高，面浮頸大，胸前痞塞，脈滑而長，妻女哀求，慮其暴脫。余曰：將塞死矣，何脫之云？與導痰湯加旋覆、海石、澤瀉、白前，一飲而減，七日後囟門始平，匝月而愈。

繼有顧某年五十六歲，肥白多痰，因啖蓮子匝月，漸覺不饑，喘逆，自汗無眠，以為虛也。屢補之後，氣逆欲死，速余視之。苔黃溲赤，脈滑不調，以清肺滌痰治之而愈，旋以茯苓飲善其後。

痰　喘

松江王孝賢夫人，素有血證，時發時止，發則微嗽，又因感冒變成痰喘，不能著枕，日夜俯几而坐，竟不能支持矣。是時有常州名醫法丹書，調治無效，延余至。余曰：此小青龍證也。法曰：我固知之，但弱體而素有血證，麻桂等藥可用乎？余曰：急則治標，若更喘數日，則立斃矣。且治其新病，愈後再治其本病可也。法曰：誠然。然病家焉能知之，治本病而死，死而無怨；如用麻桂而死，則不咎病本無治，而恨麻桂殺之矣。我乃行道之人，不能任其咎。君不以醫名，我不與聞，君獨任之可也。余曰：然，服之有害，我自當之，

但求先生不阻之耳。

遂與服。飲畢而氣平就枕，終夕得安。然後以消痰潤肺養陰開胃之方以次調之，體乃復舊。法翁頗有學識，並非時俗之醫，然能知而不能行者。蓋欲涉世行道，萬一不中，則謗聲隨之。余則不欲以此求名，故毅然用之也。凡舉世一有利害關心，即不能大行我志，天下事盡然，豈獨醫也哉。

雄按：風寒外束，飲邪內伏，動而為喘嗽者，不能捨小青龍為治。案中云：感冒是感冒風寒，設非風寒之邪，麻桂不可擅用。讀者宜有會心也。

痰喘亡陰

蘇州沈母，患寒熱痰喘，浼其婿毛君延余診視。先有一名醫在座，執筆沉吟曰：大汗不止，陽將亡矣，奈何？非參、附、熟地、乾薑不可，書方而去。余至不與通姓名，俟其去乃入，診脈洪大，手足不冷，喘汗淋漓。余顧毛君曰：急買浮麥半合，大棗七枚，煮湯飲之可也。如法服而汗頓止，乃為立消痰降火之方二劑而安。

蓋亡陽亡陰，相似而實不同，一則脈微，汗冷如膏，手足厥逆而舌潤；一則脈洪，汗熱不黏，手足溫和而舌乾。但亡陰不止，陽從汗出，元氣散脫，即為亡陽。然當亡陰之時，陽氣方熾，不可即用陽藥，宜收斂其陽氣，不可不知也。亡陰之藥宜涼，亡陽之藥宜熱，

一或相反，無不立斃。標本先後之間，辨在毫髮，乃舉世更無知者，故動輒相反也。

雄按：吳馥齋令姐體屬陰虧，歸沈氏後，余久不診。上年聞其久嗽，服大劑滋補而能食肌充，以為癒矣。今夏延診云：嗽猶不癒。及往視，面浮色赤，脈滑不調，舌絳而乾，非肉不飽。曰：此痰火為患也。不可以音嘶脅痛，遂疑為損怯之未傳。予清肺化痰藥為丸噙化，使其廓清上膈，果膠痰漸吐，各恙乃安。其形復瘦，始予養陰善後。病者云：前進補時，體頗漸豐，而腰間疼脹，略一撫摩，嗽即不已，自疑為痰。而醫者謂為極虛所致，補益加峻，釀為遍體之痰也。

　　觀察毛公裕，年屆八旬，素有痰喘病，因勞大發，俯几不能臥者七日，舉家驚惶，延余視之。余曰：此上實下虛之證。用清肺消痰飲，送下人參小塊一錢，二劑而癒。毛翁曰：徐君學問之深，固不必言，但人參切塊之法，此則聰明人以此炫奇耳。後歲餘，病復作，照前方加人參煎入而喘逆愈甚。後延余視，述用去年方而病有加。余曰：莫非以參和入藥中耶？曰然。余曰：宜其增病也。仍以參作塊服之，亦二劑而癒。

　　蓋下虛固當補，但痰火在上，補必增盛，唯作塊則參性未發，而清肺之藥已得力過腹中，而人參性始發，病自獲痊。此等法古人亦有用者，人自不知耳，於是群相歎服。

雄按：痰喘礙眠，亦有不兼虛者。黃者華年逾五

旬，自去冬因勞患喘，迄今春兩旬不能臥。顧某作下喘治，病益甚。又旬日，迓余視之，脈弦滑，苔滿布，舌邊絳，乃冬溫薄肺，失於清解耳。予輕清肅化藥治之而痊。至參不入煎，欲其下達，與丸藥噙化，欲其上戀，皆有妙義，用藥者勿以一煎方為了事也。

又有虛不在陰分者。余治方嘯山，今秋患痰喘汗多，醫進清降藥數劑，遂便溏肢冷，不食礙眠，氣逆脘疼，面紅汗冷。余診之，脈弦軟無神，苔白不渴，乃寒痰上實，腎陽下虛也。以真武湯去生薑，加乾薑、五味、人參、厚朴、杏仁，一劑知，二劑已。

又治顧某體肥白，脈沉弱，痰喘易汗，不渴痰多，啜粥即嘔，以六君去甘草，加厚朴、杏仁、薑汁、川連，蓋中虛痰滯也，投七日果癒。

飲　癖

洞庭席載岳，素脅下留飲，發則大痛嘔吐，先清水，後黃水，再後吐黑水而兼以血，哀苦萬狀，不能支矣。癒則復發。余按其腹有塊在左脅下，所謂飲囊也。非消此則病根不除，法當外治，因合蒸藥一料，用麵作圍，放藥在內，上蓋銅皮，以艾火蒸之，日十餘次，蒸至三百六十火而止，依法治三月而畢，塊盡消，其病永除，年至七十七而卒。此病極多，而醫者俱不知，雖輕重不一，而蒸法為要。

雄按：今夏，江陰沙沛生鑒尹，患胸下痞悶，腹中

聚塊，臥則膊間有氣下行至指，而惕然驚寤。余謂氣
鬱飲停，治以通降。適渠將赴都，自慮體弱，有醫者迎
合其意，投以大劑溫補，初若相安。旬日後神呆不語，
目眩不饑，便閉不眠，寒熱時作，復延余診。按其心下
則濯濯有聲，環臍左右，塊已累累，溺赤苔黃，脈弦而
急，幸其家深信有年，旁無掣肘。凡通氣滌飲清絡舒肝
之劑，調理三月，各恙皆瘳。

翻　胃

　　嘉興朱亭立，曾任廣信太守，向病嘔吐，時發時
瘥，是時吐不止，粒米不下者三日。醫以膈證回絕，其
友人來邀診。

　　余曰：此翻胃證，非膈證也。膈乃胃腑乾枯，翻胃
乃痰火上逆，輕重懸殊，以半夏瀉心湯加減治之，漸能
進食，尋復舊，從此遂成知己。每因飲食無節，時時小
發，且不善飯，如是數年，非余方不服，甚相安也。

　　後余便道過其家，謂余曰：我遇武林名醫，謂我體
虛，非參附不可。今服其方，覺強旺加餐。余謂此乃
助火以腐食，元氣必耗，將有熱毒之害。亭立笑而腹非
之，似有恨不早遇此醫之意。

　　不兩月遣人連夜來迎，即登舟，抵暮入其寢室。見
床前血汗滿地，駭問故，亭立已不能言，唯垂淚引過，
作泣別之態而已。蓋血湧斗餘，無藥可施矣，天明而
逝。十年幸活，殞於一朝，天下之服熱劑而隱受其害

者，何可勝數也。

雄按：服溫補藥而強旺加餐，病家必以為對證矣，而孰知隱受其害哉。更有至死而猶不悟者，目擊甚多，可為歎息。

婁門范昭，素患翻胃，粒米不能入咽者月餘，胸中如有物蠢動。余曰：此蟲膈也，積血所成。

舉家未信，余處以開膈末藥，佐以硫黃。三劑後，吐出瘀血半甌，隨吐蟲二十餘條，長者徑尺，短者二寸，色微紫。其腸俱空，乃藥入而蟲積食之，皆洞腸而死者，舉家驚喜，以為病癒。余曰：未也。姑以粥與之，連進二碗，全然不嘔，更覺寬適，頃之粥停不下，不能再食。余曰：胃腑已為蟲蝕，無藏食之地，無救也。辭不復用藥，不旬日而卒。

呃

郡中陸某，患呃逆，不過偶爾胃中不和，挾痰挾氣，世俗所謂冷呃也，不治自癒。非若病後呃逆，有虛實寒熱之殊，關於生死也。陸乃膏粱之人，從未患此，遂大懼，延醫調治。醫者亦大駭云：此必大虛之體，所以無病見此。即用人參、白朮等藥，痰火凝結而胃絡塞，呃遂不止，病者自問必死，舉家驚惶。

余診視之，不覺狂笑，其昆仲在旁，怪而問故。余曰：不意近日諸名醫冒昧至此，此非病也，一劑即癒

矣。以瀉心湯加旋覆花、枇杷葉，果一劑而呃止。越一月，呃又發，仍用前日諸醫治之，數日而死。其老僕素相熟，偶遇於他所，問其主人安否？因述其故。余曰：前幾死，我以一劑救之，何以蹈覆轍？曰：眾論紛紛，謂補藥一定不錯，直至臨死時欲來敦請，已無及矣。嗚呼！豈非命耶！

雄按：吳雨峰大令，年七十一歲，今秋患感發熱，而兼左脅偏痛，舌色乾紫無苔，稍呷湯飲，小溲即行，不食不便，脈洪且數。余知其平素津虛脾約，氣滯痰凝，連予輕肅宣濡之劑，熱漸緩，脅漸舒，而舌色不潤，仍不喜飲，溲赤便閉，呃逆頻來，舉家惶惶。余曰：無恐也，便行即止矣。逾二日，連得暢解，脈靜身涼，舌色有津，呃仍不減，人皆謂高年病後之虛呃，議用鎮補。余曰：此氣為痰阻，升降失調，得食不舒，平時無嚏，是其徵也。授以枳桔湯加瓜蔞、薤白、石菖蒲、竹茹、橘皮、半夏、柴胡，果一劑知，二劑已。

癃

學宮後金汝玉，忽患小便不通，醫以通利導之，水愈聚而溺管益塞，腹脹欲裂，水氣沖心即死，再飲湯藥，必不能下，而反增其水。余曰：此因溺管閉極，不能稍通也。以發腫藥塗之，使溺器大腫，隨以消腫之藥解之，一腫一消，溺管稍寬，再以藥湯洗少腹而擠之，蓄溺湧出而全通矣。此無法中之法也。

木瀆某，小便閉七日，腹脹如鼓，傴僂不能立，沖心在頃刻矣，就余山中求治。余以鮮車前根搗爛敷其腹，用諸利水藥內服，又煎利水通氣藥，使坐湯中，令人揉擠之，未幾溺迸出，灑及揉者之面，溺出斗餘，其所坐木桶幾滿，腹寬身直，徜徉而去。

雄按：兩外治法皆妙。

水　腫

洞庭席君際飛，形體壯實，喜飲善啖，患水腫病，先從足起，遂及遍身，腰滿腹脹，服利水之藥，稍快，旋即復腫，用針針之，水從針孔出，則稍寬，針眼閉則復腫。

《內經》有刺水病之法，其穴有五十七，又須調養百日，且服閉藥，而此法失傳，所以十難療一。余所治皆癒而復發，遂至不救。雖因病者不能守法，亦由醫治法不全耳。唯皮水風水，則一時之驟病，驅風利水，無不立癒，病固各不同也。

消

常熟汪東山夫人，患消證，夜尤甚。每夜必以米二升，煮薄粥二十碗，而溲便不異常人，此乃為火所爍也。先延郡中葉天士，治以烏梅、木瓜等藥，斂其胃氣，消證少瘥。而煩悶羸瘦，飲食無味，余謂此熱痰凝

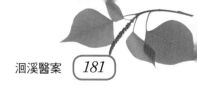

結，未有出路耳。以清火消痰兼和中開胃調之，病情屢易，隨證易方，半年而癒。

蟲　痛

蘇州黃四房女，年十二，患腹痛，愈醫愈甚。余偶至其家，昏厥一夕方蘇，舌俱咬破，流血盈口，唇白而目猶直視，脈參錯無常。余曰：此蟲痛也，貫心則死，非煎藥所能癒，合化蟲丸與之，痛稍緩，忽復更痛，吐出蟲二十餘條，長者徑尺，紫色，餘長短不齊，淡紅色，亦有白者，自此而大痛不復作，小痛未除，蓋其窠未去也。

復以殺蟲之藥，兼安胃補脾之方調之，而蟲根遂絕。蓋此證甚多，醫者既不能知，唯認為寒與食，即以為蟲，又無殺蟲之方，在精力強旺者，久能自化；其不足者，變為丁奚、勞怯、痞膈等證，至死而人不能知，亦可哀也。余治此證不一，姑舉其最劇者以明治法。

常州蔣公諱斌之孫，患心腹痛，上及於頭，時作時止，醫藥罔效，向余求治。余曰：此蟲病也。以殺蟲之藥，蟲即遠避，或在周身皮膚之中，或在頭中，按之如有蠕動往來之象。余用殺蟲之藥為末，調如糊，到處敷上，而以熱物熨之，蟲又逃之他處，隨逃隨敷，漸次平安，而根終不除，遂授方令歸。越二年書來，云蟲根終未盡，但不甚為害耳，此真奇疾也。

怔 仲

淮安鉅賈程某，母患怔忡，日服參朮峻補，病益甚，聞聲即暈，持厚聘邀余。余以老母有恙，堅持不住，不得已，來就醫。診視見二女僕從背後抱持，二女僕遍體敲摩，呼太太無恐，吾儕俱在也，猶驚惕不已。余以消痰之藥去其涎，以安神之藥養其血，以重墜補精之藥納其氣，稍得寢。半月餘，驚恐全失，開船放炮，亦不為動，船擠喧嚷，歡然不厭。

蓋心為火臟，腎為水臟，腎氣挾痰以沖心，水能剋火，則心振盪不能自主。使各安其位，則不但不相剋，而且相濟，自然之理也。

長興趙某，以經營過勞其心，患怔忡證，醫者議論不一，遠來就余。余以消痰補心之品治其上，滋腎納氣之藥治其下，數日而安。此與程母病同，而法稍異。一則氣體多痰，誤服補劑，水溢而火受剋之證；一則心血虛耗，相火不寧，侵犯天君之證，不得混淆也。

亢 陽

姻戚殷之晉，年近八旬，素有腸紅證。病大發，飲食不進，小腹高起，陰囊腫亮，昏不知人。余因新年賀歲候之，正辦後事。余診其脈，洪大有力，先以灶灰、

石灰作布袋，置陰囊於上，袋濕而囊腫消；飲以知母、黃柏瀉腎之品。越三日，余飲於周氏，周與至戚相近半里，忽有叩門聲，啟視之，則其子扶病者至，在座無不驚喜，同問余曰：何以用伐腎之藥而癒？余曰：此所謂欲女子而不得也。

眾以為戲言。翁曰：君真神人也。我向者館谷京師，患亦相似，主人以為無生理也，遂送我歸，歸旬日即痊。今妻妾盡亡，獨處十餘年，貧不能蓄妾，又恥為苟且之事，故病至此，既不可以告人，亦無人能知之者。言畢淒然淚下，又閱五年而卒。

蓋人之氣稟各殊，亢陽之害與縱慾同，非通於六經之理與岐黃之奧者，不足與言也。

雄按：縱慾固傷陰，而亢陽亦爍陰，知柏瀉腎者，瀉腎火之有餘，而保其不足之水也。

吐　血

平望鎮張瑞五，素有血證。歲辛丑，余營葬先君，托其買磚灰等物，鄉城往返，因勞悴而大病發，握手泣別，謂難再會矣。余是時始合瓊玉膏未試也，贈以數兩而去，自此不通音問者三四載。一日鎮有延余者，出其前所服方，問：何人所寫？則曰：張瑞五。曰：今何在？曰：即在館橋之右。即往候之，精神強健，與昔迥異，因述服瓊玉膏後，血不復吐，嗽亦漸止，因涉獵方書，試之頗有效，以此助館谷所不足耳。

余遂導以行醫之要，唯存心救人，小心謹慎，擇清淡切病之品，俾其病勢稍減，即無大功，亦不貽害。若欺世徇人，止知求利，亂投重劑，一或有誤，無從挽回，病者縱不知，我心何忍。瑞五深以為然，後其道大行，遂成一鎮名家，年至七十餘而卒。瓊玉膏為治血證第一效方，然合法頗難，其時不用人參，只用參鬚，生地則以浙中所出鮮生地，打自然汁熬之，不用乾地黃，治血證捨此無有無弊者。

雄按：行醫要訣，盡此數語，所謂以約失之者鮮，學者勿以為淺論也。

洞庭吳倫宗夫人，席翁士俊女也。向患血證，每發，余以清和之藥調之，相安者數年。郡中名醫有與席翁相好者，因他姓延請至山，適遇病發，邀之診視，見余前方，謂翁曰：此陽虛失血，此公自命通博，乃陰陽不辨耶！立溫補方加鹿茸二錢，連服六劑，血上冒，連吐十餘碗，一身之血盡脫，脈微目閉，面青唇白，奄奄待斃，急延余治。

余曰：今臟腑經絡俱空，非可以輕劑治。亟以鮮生地十斤，絞汁煎濃，略加人參末，徐徐進之，歷一晝夜盡生地汁，稍知人事，手足得展動，唇與面紅白稍分，更進阿膠、三七諸養陰之品，調攝月餘，血氣漸復。

夫血脫補陽，乃指大脫之後，陰盡而陽無所附，肢冷汗出，則先用參、附以回其陽，而後補其陰。或現種種虛寒之證，亦當氣血兼補。豈有素體陰虛之人，又遇

氣升火旺之時，偶爾見紅，反用大熱升發之劑，以擾其陽而爍其陰乎！此乃道聽塗說之人，聞有此法，而不能深思其理，誤人不淺也。

嘉興王蔚南，久患血證，左脅中有氣，逆衝喉旁，血來有聲如沸。戊子冬，忽大吐數升，面色白而帶青，脈微聲啞，氣喘不得臥，危在旦夕。余以阿膠、三七等藥，保其陰而止其血，然後以降火納氣之品，止其衝逆。復以補血消痰、健脾安胃之方，上下分治，始令能臥，繼令能食，數日之後，方能安臥。

大凡脫血之後，斷不可重用人參升氣助火，亦不可多用滋膩以助痰滯胃。要知補血之道，不過令其陰陽相和，飲食漸進，則元氣自復，非補劑入腹，即變為氣血也。若以重劑塞其胃口，則永無生路矣。況更用溫熱重劑，助陽爍陰而速之死乎？

洞庭張姓，素有血證。是年為女辦裝，過費心力，其女方登轎，張忽血冒升餘，昏不知人。醫者濃煎參湯服之，命懸一息，邀余診視。六脈似有如無，血已脫盡，急加阿膠、三七，少和人參以進，脈乃漸復，目開能言，手足展動。然後純用補血之劑以填之，月餘而起。

蓋人生不外氣血兩端，血脫則氣亦脫，用人參以接其氣，氣稍接，即當用血藥，否則孤陽獨旺而陰愈虧，先後主客之分，不可不辨也。

瘀留經絡

烏鎮莫秀東，患奇病，痛始於背，達於胸脅，晝則飲食如常，暮乃痛發，呼號徹夜，鄰里慘聞。醫治五年，家資蕩盡，秀東欲自縊。其母曰：汝有子女之累，尚須冀念，不如我死，免聞哀號之聲。欲赴水，其戚憐之，引來就醫。

余曰：此瘀血留經絡也。因謂余子曦曰：此怪病也。廣求治法以療之，非但濟人，正可造就己之學問。因留於家，用針灸熨拓煎丸之法，無所不備，其痛漸輕亦漸短，一月而癒。其人感謝不置，余曰：我方欲謝子耳。凡病深者，須盡我之技而後奏功。今人必欲一劑見效，三劑不驗，則易他醫。子獨始終相信，我之知己也，能無感乎？

腸　紅

淮安程春谷，素有腸紅證。一日更衣，忽下血斗餘，暈倒不知人，急灌以人參一兩，附子五錢而蘇。遂日服人參五錢，附子三錢，而雜以他藥，參附偶間斷，則手足如冰，語言無力，醫者亦守而不變，僅能支援，急棹來招。

至則自述其全賴參附以得生之故。診其六脈，極洪大而時伏，面赤有油光，舌紅而不潤，目不交睫者旬餘

矣。余曰：病可立癒，但我方君不可視也。春谷曰：我以命托君，止求效耳，方何必視？

余用茅草根四兩作湯，兼清涼平淡之藥數品，與參附正相反。諸戚友俱駭，春谷弟風衣，明理見道之士也，謂其諸郎曰：爾父千里招徐君，信之至；徐君慨然力保無虞，任之至，安得有誤耶？服一劑，是夕稍得寢，二劑手足溫，三劑起坐不眩，然後示之以方，春谷駭歎，諸人請申其說。

余曰：血脫扶陽，乃一時急救之法，脫血乃亡陰也。陽氣既復，即當補陰。而更益其陽，則陰血愈虧，更有陽亢之病。其四肢冷者，《內經》所謂熱深厥亦深也；不得臥者，《內經》所謂陽勝則不得入於陰；陰虛故目不瞑也。

白茅根交春透發，能引陽氣達於四肢，又能養血清火，用之使平日所服參附之力，皆達於外，自能手足溫而臥矣。於是始相折服。凡治血脫證俱同此。

雄按：論治既明，而茅根功用尤為發人所未發。

血　痢

洞庭葛允誠，患血痢五年，日夜百餘次，約去血數石。骨瘦如柴，飲食不進，舉家以為必無生理。余友姜君錫常次子葶芳，從余學醫於山中，病者即葶芳妻弟也。錫常憐之，令同葶芳寄膳余家，朝夕診視。

余先用滋補之劑以養其血脈，復用開胃之藥以滋其

化源，稍健而能食。久痢至五載，大腸之內必生漏管，遂以填補之品塞其空竅，痢日減，飯日增，不半年而每食飯必六七碗，至冬病痊癒。豐肥強壯，歸至家，親戚俱不相識認，無不歎以為奇。

崩

徽州鹽商汪姓，始富終貧。其夫人年四十六，以憂勞患崩證，服參附諸藥而病益劇，延余治之。處以養血清火之劑，而病稍衰，蓋此病本難除根也。越三年夫卒，欲往武林依其親戚，過吳江求方，且泣曰：我遇先生而得生，今遠去，病發必死耳。余為立長服方，且贈以應用丸散而去。

閱十數年，郡中有洋客請治其室人，一白頭老嫗出拜，余驚問。曰：我即汪某妻也。服先生所贈方藥，至五十二而崩證絕，今已六十餘，強健逾昔，我婿迎我於此，病者即我女也。不但求治我女，必欲面謝，故相屈耳。

蓋崩證往往在五十歲以前天癸將絕之時，而衝任有火，不能攝納，橫決為害。至五十以後，天癸自絕，有不藥而癒者，亦有氣旺血熱，過時而仍有此證者，當因時消息，總不外填陰補血之法。不知者以溫熱峻補，氣愈旺而陰愈耗，禍不旋踵矣。此極易治之病，而往往不治，蓋未能深考其理而誤殺之耳。

瘀血沖厥

東山水利同知，借余水利書，余往索。出署，突有一人攔輿喊救命，謂我非告狀，欲求神丹奪命耳。其家即對公署，因往視病者，死已三日，方欲入棺，而唇目忽動，按其心口尚溫，誤傳余能起死回生，故泥首哀求。余辭之不獲，乃紿之曰：余舟中有神丹可救。因隨之舟中，與黑神丸二粒，教以水化灌之，非能必其效也。隨即歸家。後復至山中，其人已生。

蓋此乃瘀血沖心，厥而不返，黑神丸以陳墨為主，而以消瘀鎮心之藥佐之，為產後安神定魄、去瘀生新之要品。醫者苟不預備，一時何以奏效乎？

胎中毒火

南門陳昂發夫人懷娠三月，胎氣上逆，舌腫如蛋，色紫黑，粒米不能下，醫者束手，延余治。

余曰：此胎中有毒火沖心，舌為心苗，故毒聚於舌，腫塞滿口，則飲食絕矣。乃用珠黃散及解毒軟堅之藥，屢塗其舌，腫漸消而納食；復用清涼通氣之方，消息治之。或謂解毒清火與胎有害，余曰：不然。胎氣旺甚，愈涼愈安，但熱毒傷陰，當滋養其血氣耳。乃專服余藥，孿生二子。後詢其得病之故，乃曾聽邪人之言，服不經之藥，幾至傷生，可為戒也。

子 利

爛溪潘開於表弟，其夫人懷娠患痢，晝夜百餘次，延余視。余以黃芩湯加減，兼養胎藥飲之，利遂減，飲食得進，而每日尚數十次，服藥無效。余曰：此不必治，名曰子利，非產後則不癒，但既產，恐有變證耳。病家不信，更延他醫，易一方，則利必增劇。始守余言，止服安胎藥少許，後生產果甚易，而母氣大衰，虛象百出。適余從浙中來，便道過其門，復以產後法消息治之，病痊而利亦止。

蓋病有不必治而自癒，強求其癒，必反致害，此類甚多，不可不知也。

雄按：此所謂利，即是泄瀉。古人名曰利下，非今之痢也。痢疾古名滯下，若胎前久痢不癒，產後其能免乎？

試 胎

余往候族兄龍友，坐談之際，有老嫗惶遽來曰：無救矣。余駭問故，龍友曰：我姪婦產二日不下，穩婆已回絕矣。問：何在？曰：即在前巷。余曰：試往診之。龍友大喜，即同往。漿水已涸，疲極不能出聲，穩婆猶令用力迸下。余曰：無恐，此試胎也。尚未產，勿強之，扶令安臥，一月後始產，產必順，且生男。

穩婆聞之微哂，作不然之態，且曰：此何人，說此大話。我收生數十年，從未見有如此而可生者。其家亦半信半疑。余乃處以養血安胎之方，一飲而胎氣安和，全無產意。越一月，果生一男，而產極易。眾以為神，龍友請申其說，曰：凡胎旺而母有風寒勞碌等感動，則胎墜下如欲生之象，安之即癒。不知而以為真產，強之用力，則胎漿破而胎不能安矣。

余診其胎脈甚旺，而月份未足，故知不產。今已搖動其胎，將來產時必易脫，故知易產。左脈甚旺，故知男胎。此極淺近之理，人自不知耳。

產後風熱

西濠陸炳若夫人，產後感風熱，瘀血未盡，醫者執產後屬虛寒之說，用乾薑、熟地治之，且云必無生理。汗出而身熱如炭，唇燥舌紫，仍用前藥。余是日偶步田間看菜花，近炳若之居，趨迎求診。

余曰：生產血枯火熾，又兼風熱，復加以剛燥滋膩之品，益火塞竅，以此死者，我見甚多。非石膏則陽明之盛火不解，遵仲景法，用竹皮、石膏等藥。余歸而他醫至，笑且非之，謂自古無產後用石膏之理。蓋生平未見仲景方也。其母素信余，立主服之，一劑而蘇。明日炳若復求診，余曰：更服一劑，病已去矣，無庸易方，如言而癒。醫者群以為怪，不知此乃古人定法，唯服薑桂則必死。

產後血臌

蘇州顧某繼室，產後惡露不出，遂成血臌，醫者束手，顧君之兄掌夫，余戚也，延余治之。余曰：此瘀血凝結，非桃仁等所能下，古法有抵當湯，今一時不及備，以唐人法，用肉桂、黃連、人參、大黃、五靈脂成劑，下其瘀血。群醫無不大笑，謂寒熱補瀉並相犯之藥合而成方，此怪人也。其家因平日相信，與服。明日，掌夫告余曰：病不可治矣。病者見鬼，且飲所服藥乃大呼曰：我不能食鬼之所吐也，先生可無治矣。

余往驗之，藥本氣味最烈之品，嘗之與水無二，怪之。仍以前方煎成，親往飲之，病者不肯飲，以威迫之，懼而飲，是夕下瘀血升餘，而腹漸平，思食。

余以事暫歸，隔日復往，其門首掛榜燒楮，余疑有他故，入門見者皆有喜色，詢之，則曰：先生去之夕，病者夢其前夫人怒曰：汝據余之室，奪余之財，虐余之女，余欲傷汝命，今為某所治，余將為大蛇以殺汝，即變為大蛇。大驚而醒，故特延僧修懺耳。蓋前夫人以產後血臌亡，病狀如一，而醫者治不中病，遂致不起。蓋一病有一病治法，學不可不博也。

產後腸癰

洞庭某婦，產後小腹痛甚，惡露不止，奄奄垂斃。

余診之，曰：惡露如此多，何以其痛反劇？更詢其所行之物，又如膿象。余曰：此乃子宮受傷，腐爛成癰也。宜令名手穩婆探之，果然。遂用綿作條，裹入生肌收口之藥，而內服解毒消瘀之方，應手而癒。凡產後停瘀，每多外證，如此甚多，不可不知也。

惡　痘

　　吳超士家僮，已弱冠，隨超士往戲館觀戲，因寒熱作而先歸，夜半呻吟不絕。至明旦往視，則匿於床下，口稱群鬼欲殺之，拽出視之，細點如麩。

　　余曰：此惡痘也。色暗紫，急以升麻、羌活、生地等藥，煎湯灌之。三日而痘形出，遍體無毫孔，頭面結聚重疊，始終用滋養氣血之品，不用時下惡藥一味。二十餘日始結痂，焦黑成片，大如手掌，形如缸片，剝去之後，非復本來面目，見者俱不相識，可知痘證之必死者絕少，皆醫以寒涼克伐之藥誤之也。

　　毛履和之女患痘，醫者曰：此悶痘也，五日而斃。舉家扼腕，適余至，曰：先生亦治痘否？余曰：醫者不肯治之痘則治。曰：已回絕矣。因入視，遍體大熱，神昏不語，細點如魚子，隱在肉中，余急以升麻羌活湯為主，而佐以養血透肌藥飲之，三日而痘形顯，前醫群駭。告之以故，則又大笑曰：升麻、羌活等藥，豈入痘科，不知升麻湯乃痘證初起之主方，而醫者不知也。繼

以養血解毒補氣之品。其結痂也，額如覆釜，身如樹皮，發連痂脫，三年始生。時醫見此等證，必用大黃、石膏及惡毒之物，虛其裡而增其毒，五日而死之言必驗。病家亦以為醫者斷期如神，孰知非其識之高，乃其藥之靈也。嗚呼慘哉！

余同學沈冠雲之女，痘密黑陷而無漿，醫者束手，冠雲告以故。余曰：姑處以補托之法，用地黃、歸身、黃耆、人參等藥，聞者咸笑。一服而漿來，至明日以參貴停服。余曰：精力不充，毒發未盡，未盡必生痘毒，後果臂灣生二毒，復為治之而安。

余長孫女種痘，點密而色深赤，種痘之醫束手。余用清發之藥，並時含紫雪，赤色稍衰，將就寢，復往視，忽變灰白色而咬牙。余驚曰：證變虛寒矣，此所謂亢害承制也。即用人參、鹿茸等藥托之，至三鼓而瘡色復紅，形漸高起，仍用清火養血之方而漿成。

蓋病變無常，頃刻轉易，故凡屬危險之證，醫者當時時消息，不可片刻離也。但不明理之醫，則偏僻固執，又方法絕少，不能肆應不窮耳。

流　注

蘇州一小兒，甫九齡，頗聰慧，而患流注，肩背腰脅十餘處，百端醫治無效。余視之曰：此唯大活絡丹能癒。服至三十餘丸，未破者消，已破者收口。更服補氣

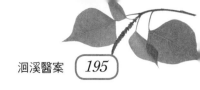

血之藥而癒。

蓋流注一證，由風寒入膜所致，膜在皮中，旁通四達，初無定處，所以隨處作患，此真脈絡之病，故古人製大活絡丹以治之。其餘煎丸，皆非正治。所謂一病有一病之法，藥不對證，總難取效也。

本邑劉近曾夫人，患虛痰流注，色㿠脈虛，發無定處，病極危險，非旦夕可奏功，余辭不能治。郡中一醫以百金包好，因留在家治之。聞余有不能治之說，笑曰：我醫好後，更請徐君質之，當無言可對耳。

月餘，劉君之兄元谷招余診，近曾出曰：流注之疾，雖向癒而未收口，托在相好，肯一觀否？余因視之，肩後瘡孔大如錢，內膜乾空，與皮不連，氣促脈微。診畢而出，近曾求方，余笑不答，書「危在頃刻」四字。劉不信，少頃內呼，劉父子入，已氣絕矣。群執包好之醫，欲加以無禮。

余曉之曰：此病本不治，非藥誤也。但不知生死，為無目耳。乃釋之，蓋流注之證，其類不同，大段皆津液枯而痰流膜內之證，當內外交治而袪邪補虛，亦另有切病方藥，蠻補無益也。

嘉善張卓舟，未弱冠，患流注五年，自脅及腰腿，連生七八孔，寒熱不食，僅存人形，歷年共服人參二三千金，萬無生理。父先亡，只有慈母，其伯悉收其田產文契，專待其斃而取之。其從兄汪千造余家哀懇，余頗

憐之，破格往視。半身幾成枯骨，此乃虛痰流注。醫者不能治其經絡之痰，徒費重貲而無一中病者，則藥之誤而非病之真無治也。

余用大活絡丹為主，而外敷拔管生肌之藥。醫者聞之大笑曰：活絡丹辛暴之藥，豈可入口？蓋彼唯知俗本所載烏頭、蚯蚓之活絡丹，而不知古方五十餘味之大活絡丹也。蓋流注之痰，全在於絡，故非活絡丹不效。以後膿稀肉長，管退筋舒，漸能起立，不二年而肌肉豐肥，強健反逾於常。嗚呼！不知對病施藥，徒事蠻補，舉世盡然，枉死者不知其幾也。

雄按： 大活絡丹治虛痰流注，深為合法，而外科不知也。若實痰，則控涎丹最妙。

腸 癰

長興朱季舫少子嘯虎官，性極聰敏，年九歲，腹痛腳縮，抱膝而臥，背脊突出一癤，晝夜哀號。遍延內外科診視，或云損證，或云宿食，或云發毒，當刺突出之骨以出膿血。

其西席茅豈宿力薦余治，往登其堂，名醫滿座。豈宿偕余診視，余曰：此縮腳腸癰也，幸未成膿，四日可消，聞者大笑。時季舫為灤州牧，其夫人孔氏，名族之女，獨信余言。余先飲以養血通氣之方並護心丸，痛遂大減，諸醫謂偶中耳。明日進消瘀逐毒丸散，謂曰：服此又當微痛，無恐。其夜痛果稍加，諸醫聞之譁然，

曰：果應我輩之言也。明早又進和營順氣之劑，痛止八九，而腳伸脊平，果四日而能步，諸醫以次辭去。

中有俞姓者，儒士也，虛心問故。余謂：雜藥亂投，氣血傷矣。先和其氣血，自得稍安，繼則攻其所聚之邪，安能無痛？繼乃滋養而通利之，則臟腑俱安矣。

南濠徐氏女，經停數月，寒熱減食，肌肉消爍，小腹之右，下達環跳，隱痛微腫。醫者或作怯弱，或作血痹，俱云不治。余診其脈，洪數而滑，寒熱無次。謂其父曰：此瘀血為癥，已成膿矣，必自破，破後必有變證，宜急治。與以外科托毒方並丸散，即返山中。越二日，天未明，叩門甚急，啟視則徐之戚也。云膿已大潰，而人將脫矣。即登其舟往視，膿出升餘，脈微膚冷，陽隨陰脫。

余不及處方，急以參、附二味，煎湯灌之，氣漸續而身漸溫。然後以補血養氣之品，兼托膿長肉之藥，內外兼治，兩月而漏口方滿，精神漸復，月事以時。

大凡瘀血久留，必致成癥。產後留瘀及室女停經，外證極多。而醫者俱不能知，至膿成之後，方覓外科施治，而外科又不得其法以致枉死者，比比然也。

腿　癰

橫涇錢某之女，素有痞塊，從腹入少腹，又從少腹入環跳之下，大腿外廉，變成大癰，膿水淋漓成管，管

中有飯粒流出，真不可解，日漸狼狽，諸醫束手。其父泣而告余曰：寒儉之家，服人參已費百金而毫無效驗，唯有立而視其死耳。

余曰：人參不可長繼，祛膿填漏，外科自有正方也。乃為合治漏之藥，內服外敷，所服末藥，亦有從瘡口流出者。繼乃漸少，胃氣亦開，肌肉內生。數月之後，痂結筋舒。前此從未生育，期年懷孕生子。凡治病各有對證方藥，非可以泛治之方，圖僥倖也。

臂 疽

長興周某之子，臂生疽，經年膿水不乾，變為多骨。所食米粒，間有從疽中出者，奄奄待斃。余為內托外敷，所服末藥，亦從瘡口出，繼而膿漸減少，所出碎骨，皆膿結成，出盡之後，肌肉日長，口收痂結而癒。

項 疽

郡中朱姓患項疽，大痛徹心，時時出血。延醫施治，漫腫滋甚，神思昏迷，束手待斃，延余視。急用圍藥裹住根盤，敷以止血散，飲以護心丸，痛緩血止，神安得寢。明日前醫來，告以故。醫謂同一金黃散，我用無效，彼用神驗，此命運不同，非藥異也。彼蓋不知圍藥每病各殊耳。瘡口已定，乃大托其膿，兼以消痰開胃之品，飲食漸進，坐臥皆安，兩月而癒。

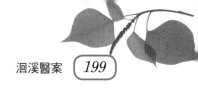

凡治癰疽之法，在視其人之肥瘠，瘦弱之軀，尤忌見血。瘡口若大，則肌肉難生，所以最重圍藥。其方甚多，不可不廣求而預備也。

同學沈自求，喪子，憂愁鬱結，疽發於項，調治無效。項三倍，瘡口環頸長尺餘，闊三寸，唯近咽喉處二寸未連，而枕骨直下之筋未斷，血流不止。余辭不治，堅懇不已。先進護心丸二粒，令毒不內攻。又付止血散止其血，外用圍藥厚塗束其根，更以珠黃等藥，時時敷瘡口上。其膏藥長一尺三寸，再以黃耆四兩煎湯，煎藥服之。勢定而飲食稍進，數日血止膿成，肌與腐肉，方有界限。瘡口太大，皮肉不能合，以生肌等藥，並參末厚塗而封之，月餘口乃合。病家欲備人參斤許以待用，余曰：無庸也。

諸痛癢瘡，皆屬於火；膿流肉腐，皆傷於陰。凡屬外證，總以清火養陰為主而加開胃健脾之藥，人參止用錢許，數劑即止，此從古一定之法。其用溫補，乃後世訛傳之術，無不陰受其害。余凡治大證，無不神效，時人多不之信也。

蘇州章倚文夫人，體質本弱，平時飲食絕少，忽患項毒，平漫不腫，痛輒應心。醫者謂大虛之證，投以峻補，毒伏神昏，奄奄一息，延余視之。余曰：毒無補理。瘡口不高，則以圍藥束之，飲以清涼養血之品，托毒於外，兼服護心丸，痛定而瘡根漸收。

余暫歸，轉托一醫代治。醫者強作解事，曰圍藥不過金黃散之類，無益也，去之。用藥亦意為改易，以炫己能。瘡遂散大，血出不止，痛復甚而神疲。

余再至大駭，詢之，乃知其故。醫者乃不復生議論，於是仍用前法，膿成食進，而後得安。蓋外科病不治者絕少，皆由醫之不得其道，所以動手輒誤，病變日增而藥無一驗，即束手無策矣。

對 口

白龍橋吳時臣，年七十餘矣，患對口，痛欲絕。余視其外無圍藥，瘡內反有插藥五條，乃三品一條槍，此古方蝕頑肉之惡藥，而近日醫者誤以為必用之品，所以痛極昏迷。余悉拔去，摻以珠黃解毒散，其痛立除而神安。復用圍藥裹住其根，使瘡頭高而膿易出。或謂七旬之人，精力已衰，宜用溫補。

余曰：外證俱屬火，苟非現證虛寒，從無用熱藥之理。進清涼開胃之劑，胃氣開則肌肉自生，調養月餘而癒，精神較勝前矣。

平湖徐掄齋，陰毒對口，頸項漫腫而色紫，有頭如痘者百餘，神煩志亂，醫者束手，就治於余。余曰：此乃陰毒，兼似有祟。其家為述：患病之後，鬼聲繞屋，鬼火不斷。余曰：且敷藥試之，色稍鮮，腫亦稍消。

明晨視之，色轉淡紅，其如痘者，俱出微膿而低

軟，中聚一頭，亦不甚大，勢已消其十之三，神亦漸清，而思飲食。

病雖屬陰，亦不可用熱藥以增邪火，唯和血通氣，使營衛充盈，使血中一點真陽透出，則陰邪自退。若用熱補，則反助毒火，而生機益絕。

故治外科之陰證，非若傷寒之陰證為外感之寒邪，可專用桂附以驅之也。今之號外科者，唯拾內科之緒論，以為熱可禦寒，則貽害不小矣。

發　背

洞庭吳姓，從徐州經紀返棹，背起粟粒，深紫色而痛應心，周圍肌肉皆不仁，知非輕證，未至家而就余治。余辭不能，再三懇求，姑用圍藥束之。稍定，病者謂我尚未到家，當歸處分家事，求借一廬，如果不治，死無餘憾。歸二日而復來，其瘡不甚大，頂微高而堅黑，當用刀挑破，方可上藥。

以洋刀點之，洋刀堅利非凡，竟不能入，用力挑之，刀頭折，乃用金針四面刺之，以泄毒氣。內托外敷，其方屢變，然後膿從四旁出，頑蓋自落，約深半寸，脊骨隱露，其尖亦腐去，急以生肌散填補之，內服峻補之劑，兩月而肉滿皮完。此九死一生之證，不早為外束內托，則焦骨攻臟，無生理矣。

周莊陸姓，疽發背，周徑尺餘，一背盡腫，頭以百

計，毒氣內攻，沉悶昏迷。醫者以平塌無頭，用桂附托之。余曰：此瘡止宜收小，若欲加高，則根盤如此之大，而更加高，則背馱栲栳矣。此乃火毒，用熱藥必死。乃以束根提毒之藥敷之，一夕而瘡頭俱平，皮膚亦潤，止有大頭如杯，高起於大椎骨之下，大三寸許，尚不思飲食，唯求食西瓜，醫嚇以入口即死。

余令縱其所食，一日之內，連吃大西瓜兩個。明日知饑，欲求肉飯，食肉四兩，飯半碗，明日更加，始終用托毒清火之劑，而膿成口斂。余囑曰：此疽初起盈背，背中脂膜皆空，非填補裡膜，必有他變。有庸醫獻媚曰：病已痊癒，為此說者，圖厚謝也，我力能保之。病家利其省費，從之。至來年二月，忽舊疤中一細眼流血不止，放血斗餘，兩日而卒。

蓋其前一背盡腫，其中之脂膜俱化成膿，從大口出盡。庸醫安知治法，貪利誤人。富貴之家，往往最信此等人，可不省察耶。

對心發

郡中唐廷發，偶過余寓。時方暑，謂背上昨晚起一小瘰，搔之甚癢，先生肯一看否。余視之駭曰：此對心發也。唐不甚信，曰：姑與我藥。余曰：君未信余言，一服藥而毒大發，反疑我誤君矣，含笑而去。明日已大如酒杯而痛甚，乃求醫治。余曰：此非朝夕換方不可。我不能久留郡寓，奈何？因就醫余家，旦暮易法，其中

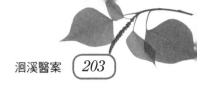

變遷不一，卒至收口。

其收口前十日，忽頭痛身熱，神昏譫語，瘡口黑陷，六脈參差。余適出門兩日，歸而大駭，疑為瘡證變重，幾無可藥。細詢其僕，乃貪涼當風而臥，瘡口對風，膏藥又落，風貫瘡中，即所謂破傷風也。乃從外感治法，隨用風藥得汗而解，身涼神清，瘡口復起，仍前治法而痊。若不審其故，又不明破傷風治法，則必無效，唯有相視莫解而已。

肺　癰

蘇州錢君復庵，咳血不止，諸醫以血證治之，病益劇。余往診，見其吐血滿地，細審之，中似有膿而腥臭者，余曰：此肺癰也，膿已成矣。《金匱要略》云：膿成則死，然有生者。余遂多方治之，錢亦始終相信，一月而癒。

蓋余平日因此證甚多，集唐人以來治肺癰之法，用甘涼之藥以清其火，滋潤之藥以養其血，滑降之藥以祛其痰，芳香之藥以通其氣，更以珠黃之藥解其毒，金石之藥填其空，兼數法而行之，屢試必效。今治錢君亦兼此數法而痊，強健逾舊。

幾二十年，至乾隆三十年，家業日隆，因遷居大造，途中相值，邀余視其新居，坐談良久。辭出，見其右額有豆大黑點，問之，錢對曰：昨此處生一瘰，頗癢，無他苦也。余諦審之曰：此毒發於內，治之失宜，

可以傷命，非輕疾也。錢笑而腹非之。余曰：本當為君竭力，但君未信，若一用藥而毒大發，則反以為病由藥作，故不敢。但多年相好，不可不盡言，如五六日病勢增重，當來相問，勿為人誤。

越五日，遣人邀余山中，往則見其額腫目閉，哀號竟夕，方悔信余之不早。細視皮中有物，乃三品一條槍也。拔去五條。嗟乎！此乃腐爛死肌之惡藥，好肉用上，其痛應心，況額上皮內即骨，橫插皮中，所以痛極。余既不能久留，又壞證難治，力辭歸山。易以他醫，面目俱腐而卒。嗟乎！前何相信之深，後何不信之至，豈非命乎！

乳癰

東洞庭劉某夫人，患乳癰，醫者既不能消散，成功之後，又用刀向乳頭上寸餘出毒，瘡口向上，膿反下注，乳囊皆腐，寒熱不食，將成乳勞。內外二科聚議無定，群以為不治矣。

延余診之，曰：此非惡證，治不如法耳。尚可癒也，但須百日耳。其家戚族皆少年喜事，聞余言欲塞群醫之口，向病家曰：我輩公懇先生留山中百日，必求收功而後已。如欲歸家，備快舟以迎送。余初不允，繼勉承之，多方治之，至九十日而未見功。

蓋病者柔弱畏痛，既不敢於乳下別出一頭，而膿水從上注下，頗難出盡，故有傳囊之患。忽生一法，用

藥袋一個，放乳頭之下，用帛束縛之，使膿不能下注；外以熱茶壺熨之，使藥氣乘熱入內；又服生肌托膿之丸散，於是膿從上泛，厚而且多，七日而膿盡生肌，果百日而痊癒。後以此法治他證，無不神效。可知醫之為術，全賴心思轉變，刻舟求劍，終無一驗也。

下　疳

　　濮院沈維德，患下疳，前陰連根爛盡，溺從骨縫中出，瀝灌腎囊中，哀號痛楚。肛門亦復爛深半寸，載至余家，止求得生為幸。余亦從未見此病，姑勉為治之。

　　內服不過解毒養血之劑，而敷藥則每用必痛，屢易其方，至不痛而後已。兩月後結痂能行，唯陰莖僅留根耳。余偶閱秘本，有再長靈根一方，內用胎狗一個，適余家狗生三子，取其一，泥裹煨燥，合藥付之。

　　逾二年，忽生一子，舉族大嘩，謂人道已無，焉能生子？蓋維德頗有家資，應繼者懷覬覦之心也。其岳徐君密詢之，沈曰：我服藥後陽道已長，生子何疑？徐君乃集其族人共驗之，陽道果全，但纍生如有節而無總皮。再期又生一子，眾始寂然。遠近傳之，以為奇事，今猶有述之以為異聞者。

　　附：再長靈根方（五十日復生效）：煅乳石三錢五分，琥珀七分，朱砂六分，人參一錢，珍珠七分，牛黃四分，真水粉五分，胎狗一個，雄黃六分。用靈仙、首烏、牛蒡子、蓼草汁煮一晝夜，炒如銀色。上為末，每

服三厘，日進四服，臥又一服，俱以土茯苓半斤，陰陽水十二碗，煎五碗，連送五服，七日驗。

雄按：煮一晝夜而炒如銀色之藥品，即上文煅乳石等九味也。詳玩文義，似宜移上字於用字之上方順。第胎狗煨燥必黑，全狗分兩，又必數倍於諸藥，同煮同炒，不知何以能如銀色，是必煨時不令黑也。

筋　瘤

蘇州一小童，背上腫大如覆碗，俯不能仰，群謂駝疾也。或戲余曰：君能治奇疾，若癒此，則我輩服矣。其父母以余為果能治也，亦力求焉。余實不知其中何物，姑以腐藥塗上，數日皮開肉爛，視其肉，如蚯蚓者盤結數條。細審之，乃背上之筋所聚也。余頗悔輕舉，急以舒筋收口丸散，外敷內服，筋漸散，創漸平，膚完而身直矣。

此筋瘤之一種也。哄傳以余為能治駝疾，從此求治駝者雲集，余俱謝不能，此乃幸而偶中。古人並無此治法。癸未入都，尚有人詢及者，余謝無此事而已，存此以識異。

雄按：洄溪神於外科，讀其所評《外科正宗》等書，已見一斑。是編列案僅十餘條，然各大證治法略備，洵癰疽家赤文綠字之書也，可不奉為圭臬哉。

歡迎至本公司購買書籍

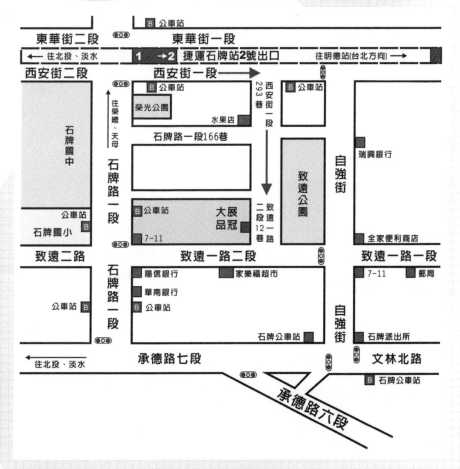

建議路線
 1.搭乘捷運・公車
　　淡水線石牌站下車,由石牌捷運站2號出口出站(出站後靠右邊),沿著捷運高架往台北方向走(往明德站方向),其街名為西安街,約走100公尺(勿超過紅綠燈),由西安街一段293巷進來(巷口有一公車站牌,站名為自強街口),本公司位於致遠公園對面。搭公車者請於石牌站(石牌派出所)下車,走進自強街,遇致遠路口左轉,右手邊第一條巷子即為本社位置。

 2.自行開車或騎車
　　由承德路接石牌路,看到陽信銀行右轉,此條即為致遠一路二段,在遇到自強街(紅綠燈)前的巷子(致遠公園)左轉,即可看到本公司招牌。

國家圖書館出版品預行編目資料

徐靈胎醫話醫案選／徐靈胎　原著；張存悌、周康、卓同年　點校
—初版—臺北市，大展出版社有限公司，2021[民110.11]
面；21公分—（中醫保健站；102）
ISBN 978-986-346-343-6　（平裝）
1. 中醫
413　　　　　　　　　　　　　　　　110015016

徐靈胎醫話醫案選

原 著 者／(清)徐　靈　胎
點 校 者／張存悌、周　康、卓同年
責任編輯／壽　亞　荷
發 行 人／蔡　森　明
出 版 者／大展出版社有限公司
社　　址／台北市北投區（石牌）致遠一路2段12巷1號
電　　話／(02) 28236031・28236033・28233123
傳　　真／(02) 28272069
郵政劃撥／01669551
網　　址／www.dah-jaan.com.tw
E-mail／service@dah-jaan.com.tw
登 記 證／局版臺業字第2171號
承 印 者／傳興印刷有限公司
裝　　訂／佳昇興業有限公司
排 版 者／千兵企業有限公司
授 權 者／遼寧科學技術出版社
初版1刷／2021年（民110）11月

定　價／280元

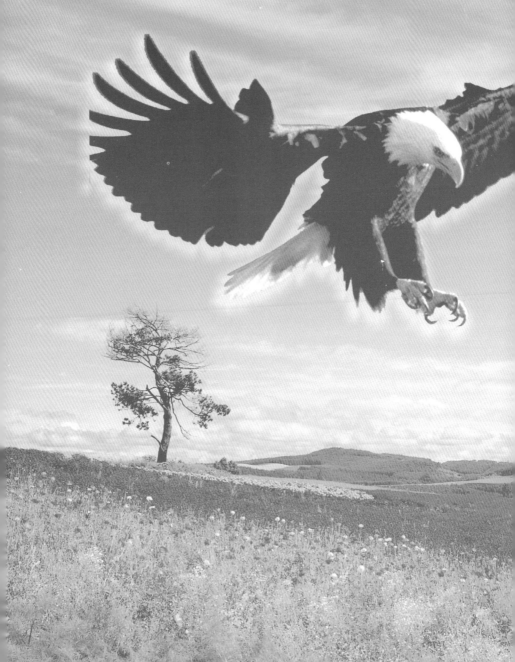

大展好書　好書大展
品嘗好書　冠群可期